T0220598

Die verlorene Hälfte der Medizin

Johannes Bircher

Die verlorene Hälfte der Medizin

Das Meikirch-Modell als Vision für ein menschengerechtes Gesundheitswesen

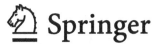 Springer

Johannes Bircher
Meikirch, Bern, Schweiz

ISBN 978-3-662-59638-8   ISBN 978-3-662-59639-5   (eBook)
https://doi.org/10.1007/978-3-662-59639-5

Die Deutsche Nationalbibliothek verzeichnet diese Publikation in der Deutschen Nationalbibliografie; detaillierte bibliografische Daten sind im Internet über http://dnb.d-nb.de abrufbar.

Fotonachweis Umschlag: © Ernst Oppliger
Umschlaggestaltung: deblik Berlin

Springer ist ein Imprint der eingetragenen Gesellschaft Springer-Verlag GmbH, DE und ist ein Teil von Springer Nature.
Die Anschrift der Gesellschaft ist: Heidelberger Platz 3, 14197 Berlin, Germany

Wahre Worte sind nicht schön. Schöne Worte sind nicht wahr.
(Lao-tse: *Tao-Tĕ-King.* 2. Buch, Kap. 81)

Vorwort

Im Gesundheitswesen werden medizinische Wunder vollbracht und die Bevölkerung profitiert von einer ausgebauten Grundversorgung. Doch das System selbst ist in seinem Innern krank. Die bald unerträglich hohen Kosten sind nur ein oberflächliches Symptom der Krankheit. Deshalb sind alle Bemühungen, sie in den Griff zu bekommen, bisher gescheitert. Eine grundsätzlich neue Betrachtungs- und Denkweise ist notwendig, um zu den tieferen Problemen vorzustoßen.

Das vorliegende Buch zeigt einen Ausweg aus der Sackgasse – einen Ausweg, der nicht an ihrem Ende, sondern an ihrem Anfang ansetzt: Ausgangspunkt ist eine neue Definition dessen, was Gesundheit und was Krankheit ist. Diese Definition betrachtet den Menschen nicht nur als biologisches Wesen. Ihre weiterreichende Sicht ist die Basis für ein Gesundheitswesen, das wieder näher an menschliche Grundbedürfnisse heranrückt, das Arzt-Patienten-Gespräch und den direkten Kontakt mit dem Patienten in den Vordergrund stellt und mehr Zeit zur Förderung der Selbstverantwortung für die Gesundheit lässt. Ein solches Gesundheitswesen baut nicht nur auf den Angeboten der Medizin auf, sondern auch auf dem Potenzial jedes Einzelnen, Krankheiten vorzubeugen und Kräfte zu deren Überwindung zu mobilisieren. Dadurch geht es nicht nur den Nutznießern des Gesundheitswesens besser, sondern auch all den Menschen, die sich darin mit viel Wissen, Können und Herzblut engagieren. Dass auf dieser Grundlage auch die Kosten wirksam sinken, ist ein willkommener Effekt, aber nicht das einzige Ziel.

Den Weg zu diesem neuen Gesundheitswesen weist das Meikirch-Modell. Es ist benannt nach dem schönen Dorf in der Nähe von Bern, in dem ich seit Langem leben darf und wo ich dieses Modell Schritt für Schritt entwickelt habe. Im vorliegenden Buch beschreibe ich, welche Erfahrungen mich dazu geführt haben, worum es beim Meikirch-Modell geht und wie es funktioniert. Dabei greife ich auf wesentliche Grundfragen des Menschen zurück: Worin bestehen die Risiken und Chancen des Lebens? Welche Rolle spielt der Tod für das Leben? Warum ist die Suche nach dem Sinn wichtig? Wie funktioniert ein so komplexes System wie der Mensch? Und wie funktioniert das ebenso komplexe Gesundheitswesen? Wie kann ein solches System sich weiterentwickeln?

Sind all diese Fragen in der Stoßrichtung, in der sich das heutige Gesundheitssystem bewegt, berücksichtigt? Es gibt nicht wenige Ansätze, in denen Grundgedanken des Meikirch-Modells verwirklicht werden, teils mit direktem Bezug auf das Modell, teils weil sie einfach in der Luft liegen. Doch die gegenwärtig vorherrschenden Trends, die dem Neoliberalismus entstammen, sind leider andere.

Es ist Zeit für einen Paradigmenwechsel. Warum dies so ist, worin er besteht und was er bringt, stelle ich in den folgenden Kapiteln aus ärztlicher Sicht dar. Meine Ausführungen sind nicht erschöpfend. Neues wird sich erst in der Umsetzung des Modells ergeben. Viel Unbekanntes muss noch entdeckt werden.

Ich bin glücklich, dass ich nach Jahrzehnten als Arzt, Forscher und Hochschullehrer die Zeit und die Kraft gefunden habe, mich mit den genannten Problemen unseres Gesundheitswesens intensiv beschäftigen zu dürfen. Ergebnisse dieser Auseinandersetzung sind die Internetseite www.meikirch-modell.ch und dieses Buch. Ich hoffe, dass es mit Neugierde gelesen wird und dass scheinbare Nebenwege und Wiederholungen als das verstanden werden, was sie sind: unerlässliche Beiträge zur Veranschaulichung und Vertiefung. Vor allem aber dass es Anstoß gibt, die Vision umzusetzen und weiterzuentwickeln.

März 2019   Johannes Bircher

Danksagung

Mein inniger Dank gilt meiner Frau Ursula Bircher, die mich bei meiner Arbeit am Meikirch-Modell fortwährend intensiv unterstützt hat. Sie hat auch als kritisch denkende Gesprächspartnerin viel zur Entwicklung meiner Konzepte beigetragen.

Ein ganz besonderer Dank gilt Hanspeter Gschwend für seine engagierte Mitarbeit und die wertvollen Inputs bei der Entstehung dieses Buches. Er hat mit eigenen Ideen einen zentralen Beitrag geleistet. Die Zusammenarbeit führte zu interessanten Gesprächen und einer wertvollen menschlichen Beziehung.

An der Entstehung des Meikirch-Modells waren noch viele andere Menschen wesentlich beteiligt. Anfänglich habe ich den Austausch vorwiegend mit Karl-Heinz Wehkamp, Bremen, gepflegt. Die Erweiterung des Meikirch-Modells durch die Perspektive der Public Health entstand in Zusammenarbeit mit Frau Shyama Kuruvilla, Genf. Anschließend führte die Kooperation mit Eckhart G. Hahn, Erlangen, zu neuer Produktivität. Heinrich Anker, Lyss, inspirierte mich mit seiner wirtschaftsethischen Denkweise. Die Gespräche und Kontakte mit Gertrud Bollier, Pfaffhausen, Jörg Jeger, Luzern, Peter Möhr, Wädenswil, Lennart Nordenfelt, Stockholm, Wolfgang Schad, Witten, Piet van Spijk, Luzern, Joachim Sturmberg, Wamberal (Australien), und Ulrich Tröhler, Zäziwil, haben zur Erweiterung und Präzisierung der Gedanken beigetragen. Ihnen allen sei herzlich gedankt. Zudem freute es mich jedes Mal, wenn ich weitere Personen meiner Liste der Freunde des Meikirch-Modells beifügen durfte.

Brief an Frau Ruth Kunz-Bircher

Liebe Tante Ruth!

Das vorliegende Buch wäre ohne eine Erbschaft von Dir nicht entstanden und während der jahrelangen Entstehungszeit habe ich immer wieder mit großer Dankbarkeit an Dich gedacht. Du hast, als Tochter von Dr. Maximilian Bircher-Benner, nach seinem Tod Deinen Beruf als Konzert-Geigerin aufgegeben, dein geliebtes Instrument buchstäblich an den Nagel gehängt und die Geschäftsführung der Bircher-Benner-Klinik in Zürich übernommen. Du hast das getan, um das Lebenswerk Deines Vaters nicht untergehen zu lassen. Es war Dir klar, dass Dein Vater mit seinen Erkenntnissen über gesunde Ernährung, körperliche Bewegung und geistige Lebendigkeit einen wesentlichen Beitrag zur Public Health der damaligen Zeit geleistet hat. Auch hast Du oft miterlebt, wie er Patientinnen und Patienten medizinisch und persönlich, als Arzt und Mitmensch, auf dem Weg zu einer sinnvollen und erfüllenden Lebensgestaltung wirkungsvoll begleitet hat.

Als meine Patin hast Du immer liebevoll an meiner Entwicklung teilgenommen und Dich gefreut, als ich Arzt wurde. Obwohl ich eine andere Laufbahn als Dein Vater einschlug, waren wir uns einig, dass die Medizin auch sinnstiftend sein muss. Du hast mir nicht nur ein kostbares menschliches Erbe hinterlassen, sondern auch ein materielles. Das hat mir in den vergangenen Jahren ermöglicht, ohne Sorgen grundsätzlichen Fragen zur Gesundheit und zum Gesundheitssystem nachzugehen, Gespräche mit Experten der Medizin, der Ökonomie, der Ethik und der Kultur zu führen, an Tagungen teilzunehmen, zu internationalen Kongressen zu reisen und schließlich Hanspeter Gschwend zu engagieren, der meine gesammelten Konzepte und Überzeugungen in diesem Buch gebündelt hat. Ich bin sicher, dass ihr beide euch gegenseitig geschätzt hättet.

Dein Hannes

Inhaltsverzeichnis

1

Ein schwieriges Puzzle und eine einfache Lösung

Inhaltsverzeichnis

> Wie mein Leben mich in vielen Etappen allmählich zum Meikirch-Modell führte, worin dieses Modell, kurz gesagt, besteht und was es uns und der Gesundheitsversorgung bringt. Ein erster Überblick.

Ich hatte schon Mitte der Achtzigerjahre die Leitung der Abteilung für Klinische Pharmakologie an der Universität Göttingen übernommen, als ich einen Anruf aus Bern erhielt. Er kam von einer jüngeren Patientin, die ich dort während meiner Tätigkeit als Arzt, Hochschullehrer und Forscher betreut hatte. Sie litt an einer seltenen Form der Gelbsucht. Seit mehreren Jahren quälte sie in regelmäßigen Abständen monatelang ein grauenhafter Juckreiz. Vor allem nachts war er kaum zu ertragen. Sie fand keinen Schlaf. Die Schlaflosigkeit zerrüttete ihr seelisches Gleichgewicht. Körperlich konnte ich ihr damals nicht helfen, doch ich führte als Arzt bei jeder Konsultation sorgfältige Gespräche mit ihr – über ihre Situation, ihr Leben, über die Schwierigkeiten, mit der Krankheit zu leben. Als ich dem Ruf an die Universität Göttingen folgte, empfahl ich ihr verschiedene kompetente Kollegen, doch offenbar kam mit keinem ein Vertrauensverhältnis zustande. Die

© Springer-Verlag GmbH Deutschland, ein Teil von Springer Nature 2019
J. Bircher, *Die verlorene Hälfte der Medizin*, https://doi.org/10.1007/978-3-662-59639-5_1

Frau war völlig verzweifelt und bat mich, sie von Göttingen aus wenigstens telefonisch zu betreuen.

Ich war nicht überzeugt, dass ihr dies helfen könnte. Doch ihre Not und Beharrlichkeit veranlassten mich, auf ihren Wunsch einzugehen, auch wenn ich ihr nach wie vor kein Mittel gegen ihre Gelbsucht und ihren Juckreiz anbieten konnte. Diese Art von Gelbsucht, an der sie litt, entsteht durch eine Schädigung von Leberzellen. Unter anderem führt sie dazu, dass in der Leber die feinen Kanälchen zwischen den Leberzellen angegriffen werden, in welchen bei Gesunden die Galle ausgeschieden und anschließend durch den Gallengang in die Gallenblase und den Darm geleitet wird. Bei der Patientin stauten sich die Gallensäuren bei der Ausscheidung in den Leberzellen an den Wänden der feinen Kanälchen.

Während der Zeit, als ich über Ferngespräche mit der Berner Patientin in Kontakt blieb, kam ein Medikament gegen Gallensteine auf den Markt, dessen Wirkstoff die synthetisch hergestellte Bären-Gallensäure (Ursodeoxycholsäure) ist. Sie hat die gute Eigenschaft, die Leberzellen weniger anzugreifen als alle anderen Gallensäuren. Dies brachte mich auf die Idee, dass dieses Medikament der Berner Patientin helfen könnte, da es vielleicht die Leberzellen und die Gallenkanäle schützen könnte. Sie war froh über jede Chance, von ihrem Leiden befreit zu werden. Unter meiner und ihres Hausarztes Aufsicht nahm sie das Medikament ein. Sie vertrug es gut, und seither ist keine Gelbsucht mehr aufgetreten. Auch der Juckreiz blieb aus. Seit mehr als 40 Jahren kann sie ein normales Leben führen.

Die neuartige Anwendung der Bärengallensäure hatte die Frau von ihrem Leiden befreit. Voraussetzung für den Erfolg aber war etwas anderes: die Tatsache, dass ich ihr von Anfang an genügend Zeit und Aufmerksamkeit gewidmet hatte. Die Idee, dass das neue Medikament gegen ihre Gelbsucht wirken könnte, habe ich erst viel später auf Basis meines pharmakologischen Wissens abgeleitet. Doch ihr Vertrauen, das in den Gesprächen entstanden war, bot mir die Chance, die neue Behandlung zu erproben.

Wie nie zuvor wurde mir bewusst, wie wichtig die offene Haltung ist, mit der schon mein Großvater und mein Vater ihren Beruf als Ärzte praktizierten. Der Name meines Großvaters, Maximilian Bircher-Benner, lebt heute im „Birchermüesli" weiter. Tatsächlich war er zu Beginn des letzten Jahrhunderts ein Pionier gesunder Ernährung durch rohe vegetarische Kost. Den Anstoß dazu hatte ihm der Fall einer Patientin gegeben, die alles, was sie zu sich nahm, wieder erbrechen musste. Magenkranken verabreichte man damals gründlich gekochte und pürierte Speisen, um den Magen zu schonen. Doch bei der erwähnten Patientin schlug dies nicht an. Sie verlor weiter an Gewicht. Da riet ein Naturheilpraktiker dem in diesem Fall ratlosen

Arzt, es mit fein geraffelten rohen Äpfeln zu versuchen. Das war damals gegen alle Regeln der Medizin. Doch im Vertrauen in meinen Großvater befolgte die Patientin die Diät, kam wieder zu Kräften und wurde gesund. Der frisch geraffelte Apfel wurde zu einer der Grundzutaten im Original-rezept des Birchermüeslis.

Ebenso wichtig wie die Therapie durch vollwertige Rohkost waren für Maximilian Bircher-Benner das Arztgespräch und das Eingehen auf die Persönlichkeit und Situation der Patienten. Diese wollen sich verstanden fühlen, und offensichtlich verstand er sie. Berühmtheiten aus ganz Europa kamen in seine Klinik – die Musiker Wilhelm Furtwängler und Otto Klemperer zum Beispiel, der Dichter Rainer Maria Rilke, die Schriftsteller Hermann Hesse und Thomas Mann sowie hochgestellte Politiker, Unternehmer und Aristokraten.

Auch in der Praxis meines Vaters Max Edwin Bircher spielte das Gespräch neben der seriösen Diagnostik und Therapie eine wichtige Rolle. Dabei ging es nicht nur um die konkreten Lebensumstände des Patienten, seine Familie, seinen Beruf und seine anderen sozialen Beziehungen, sondern auch um existenzielle und um Sinnfragen. Mein Vater wurde damit nicht so berühmt wie mein Großvater, doch er war in Zürich ein angesehener Arzt.

Ich wollte in jungen Jahren nicht einfach der Enkel des legendären Maximilian Bircher-Benner sein. Und ich wollte auch unabhängig von meinem Vater meinen eigenen Weg gehen. Doch eines blieb mir immer im Bewusstsein: Das Arzt-Patienten-Gespräch ist von grundlegender Bedeutung, um zu erfahren, wie eine Krankheit entstanden ist.

Heute bleibt in den Praxen und Spitälern wenig Zeit für diese Art der Zuwendung. Wirtschaftliche Zwänge, Vorschriften der Gesundheits-behörden und der administrative Aufwand im Umgang mit den Kranken-kassen und Versicherungen rauben immer mehr Zeit. Ärzte verbringen heute ein bis zwei Drittel ihrer Arbeitszeit am Computer, und auch das Pflege-personal ist zunehmend mit Administration belastet. Jede Maßnahme, bei-nahe jeder Handgriff, muss protokolliert werden, berichtet eine befreundete Pflegefachfrau mit jahrzehntelanger Berufserfahrung. Wenn sie ihre Schicht beginnt, muss sie sich einlesen in die Berichte ihrer Vorgänger, am Ende der Schicht ihrerseits Berichte zuhanden ihrer Nachfolger schreiben. All dies geht zulasten der Zeit, die für die eigentliche Pflege zur Verfügung steht. Übrigens: Einst nannte man die Pflegefachfrau „Krankenschwester". Heute bleibt für die schwesterliche Zuwendung kaum mehr Platz. Dies wirkt sich auf die Motivation, das Wohlbefinden und letztlich auf die Gesundheit der Fachleute in Pflegeberufen aus. Und es führt auch zu Personalmangel.

Zurzeit (2019) läuft in der Schweiz eine landesweite Kampagne, die mehr Menschen für den Pflegeberuf begeistern und die Anstellungsbedingungen attraktiver gestalten soll. Der Titel eines Zeitungsberichts zu diesem Thema lautet: „Pflegepersonal braucht selbst mehr Pflege". Gemeint ist damit wohl, man sollte die Pflegenden und ihre eigentliche Aufgabe höher wertschätzen. Technisch hat die moderne Medizin großartige Fortschritte gemacht. Neue diagnostische Verfahren, aufwendige Therapien, ein raffiniertes Angebot an Medizinaltechnik, Spitzenchirurgie und mit gigantischen Forschungsmitteln entwickelte Medikamente stehen zur Verfügung. Ärzte tun ihr Bestes, um Krankheiten in kürzester Zeit präzise zu erfassen und gezielt zu therapieren. Spektakuläre Heilungs- und Wiederherstellungserfolge sind möglich. Doch wie wirkt sich dieses Angebot gesamthaft auf die Entwicklung der Gesundheitsversorgung und die Interessen der Patienten aus?

All die technischen Hilfsmittel müssen Gewinn bringen und amortisiert werden. Dies gelingt umso eher, als viele Patienten begreiflicherweise das Neueste und scheinbar Beste für sich beanspruchen. Der Anstieg der Gesundheitskosten ist deutlich höher als der des Bruttosozialprodukts. Mehrkosten stehen oft in einem Missverhältnis zu den Therapieerfolgen. Ökonomen der Universität Chicago haben Kosten und Nutzen von Medikamenten und Therapien verglichen. Sie fanden, dass im Verhältnis zu den Kosten der therapeutische Nutzen gefallen ist. Die meisten seit 1976 eingeführten neuen Therapien brachten weniger Nutzen pro Dollar als die früheren Standardbehandlungen.

Dies gilt tendenziell nicht nur für die USA und ist auf Dauer ökonomisch nicht tragbar. Deshalb wird im Gesundheitssystem zunehmend rationalisiert. Immer mehr muss in immer weniger Zeit geleistet werden. Für den Arzt wird der Patient zum Kunden, er selbst und das ganze medizinische Personal werden Dienstleistende und letztlich übermäßig beanspruchte Rädchen in einer Maschinerie. Aktuelle Erhebungen belegen, dass bereits die Anforderungen des Medizinstudiums fast ein Drittel der angehenden Ärztinnen und Ärzte in Depressionen treiben. Andere Untersuchungen kommen zum selben Resultat für Assistenzärzte in den Spitälern. Als Ursachen werden Stress, Angst vor Versagen und Konkurrenzkampf genannt.

In meiner Funktion als Institutsleiter in Göttingen habe ich erlebt, dass starre Strukturen und der Kampf um Finanzmittel Ressourcen rauben, sinnvolle Arbeit hemmen und Voraussetzungen für Erfolge untergraben. Deshalb folgte ich nach fünf Jahren gerne dem Ruf der jungen Universität Witten/Herdecke, das Dekanat der Medizinischen Fakultät zu übernehmen. Das war 1989, sechs Jahre zuvor hatten private Initianten die Universität gegründet. Manche Kollegen verstanden meinen Schritt nicht. Doch wenn ich auch noch weit davon entfernt war, die Grundzüge des Meikirch-Modells zu entwickeln, suchte ich schon zu dieser Zeit nach Möglichkeiten, neue Lösungen für erkannte und beklagte Probleme zu finden.

Es herrschte Pionierstimmung in dem altehrwürdigen Verwaltungsgebäude, das die Stadt Witten an der Ruhr zunächst zur Verfügung gestellt hatte. Die Gründer waren davon überzeugt, dass sich die deutschen Universitäten durch die fortschreitende Verschulung von ihren ursprünglichen Aufgaben in Lehre und Forschung entfernt hatten und zu einem wissenschaftlichen und geistigen Stillstand gekommen waren – so die Webseite der Universität. Sie wollten auf zeitgemäße Weise zu den humanistischen und aufklärerischen Idealen zurückkehren, die Wilhelm von Humboldt 1809 in der Berliner Universität verwirklicht hatte: zu einer lebendigen Gemeinschaft von Lehrenden und Lernenden, die sich nur der Wissenschaft, ihrer Anwendung in der Praxis und ihrer Verantwortung für die Gesellschaft verpflichtet fühlen.

Wichtig war für mich, dass die angehenden Ärztinnen und Ärzte aufgrund eines vertieften Gesprächs über ihre bisherigen Lebenserfahrungen sowie über Ziele und Vorstellungen bezüglich ihrer zukünftigen Tätigkeit zum Studium zugelassen wurden. Noten und Intelligenztests hatten zweite Priorität. Man wollte junge Menschen ausbilden, die nicht nur ausgezeichnete Fachleute werden, sondern auch vielseitig interessiert sind und sich für soziale wie kulturelle Aspekte des Lebens engagieren.

An der Universität Witten/Herdecke stand der Mensch im Zentrum aller Betrachtungen und Tätigkeiten. Gesundheit, Krankheit und Medizin wurden als Zusammenhänge verstanden, als ein Ineinanderspielen von körperlichen, seelischen und gesellschaftlichen Faktoren. Zur Ausbildung an dieser Universität gehörte, neben den medizinischen Fächern, auch ein „Studium fundamentale". Der Donnerstag war jeweils Themen aus Philosophie, Geschichte, Literatur und Kunst gewidmet, nach Wunsch auch aus der Anthroposophie. An diesem Tag gab es keine Fachveranstaltungen. Die Ernsthaftigkeit dieser Studien zeigte sich nicht zuletzt darin, dass die Absolventen im Rahmen des „Studium fundamentale" einen Bericht über ihre Arbeit schreiben mussten.

All dies funktionierte natürlich nur deshalb, weil die Professoren und das ganze Personal danach strebten, die von den Studierenden geforderten Eigenschaften selbst zu verkörpern. Das bewährte sich zum Beispiel in den universitätsinternen Veranstaltungen, an denen auch Sekretärinnen, Reinigungspersonen und Angehörige der Lehrenden teilnehmen konnten. In der Fachausbildung konnte ich zusammen mit meinen Mitarbeitern das problemorientierte Lernen einführen. Erstmals in Deutschland analysierten die Studierenden in kleinen Gruppen unter der Supervision eines Dozierenden konkrete Fälle. Anschließend suchten sie im Selbststudium exemplarisch nach Ursachen, Erklärungen und dem theoretischen und praktischen Rüstzeug für Diagnose, Therapie und Eingriffe. Nach einer Woche wurde über die erarbeiteten Erkenntnisse referiert und diskutiert.

Während meiner verschiedenen Aktivitäten an etablierten Hochschulen und in Spitälern waren es vor allem ungelöste Probleme, die mich zu einer kritischen Auseinandersetzung mit der Gesundheitsversorgung führten. In Witten/Herdecke machte ich die belebende Erfahrung, dass es unkonventionelle Alternativen gibt, und erhielt einen Eindruck davon, wo diese ansetzen könnten.

Auf meinem Schreibtisch liegt ein eben neu erschienenes Buch, ein Resultat dieser Ansätze. Autoren sind „Studierende für neue Wege der Gesundheitsversorgung", ein interdisziplinäres Autorenteam der Universität Witten/ Herdecke. Der herausfordernde Titel lautet: *„Heal your Hospital", auf Deutsch* „Heile dein Spital" (Mabuse Verlag, Frankfurt am Main, 2016). Er impliziert, das Spital ist krank. Die Autoren schildern Erfahrungen, die sie in ihrer klinischen Ausbildungszeit gemacht haben. Diese Erfahrungen entsprechen unter anderem den oben erwähnten Ursachen für Depressionen von jungen Medizinern: Stress, Angst vor Versagen und Konkurrenzkampf. Es betrifft nicht nur angehende und junge Ärztinnen und Ärzte, sondern alle Berufstätigen im Gesundheitssystem, in allen Funktionen, in jedem Alter.

Viele Jahre, nachdem ich in Pension gegangen bin, beschäftigen sich junge Menschen mit den gleichen Fragen, die mich seit Jahrzehnten umtreiben. Sie setzen sich mit diesen Problemen in derselben positiven, auf Veränderungen und Lösungen ausgerichteten Haltung auseinander, die ihnen in Witten/Herdecke vermittelt wurde. Sie tun es am Anfang ihrer Laufbahn, ich am Ende. Während meiner jahrzehntelangen Tätigkeit in Wissenschaft und Praxis habe ich als Beteiligter sowohl Sonnen- als auch Schattenseiten innerhalb der etablierten medizinischen Welt kennengelernt. Dabei wurde mir schon früh bewusst, dass in der Gesundheitsversorgung manches anders werden müsste. Doch ich wusste nicht, was genau geändert werden müsste und wie dies zu bewerkstelligen wäre. Erst nach meiner Pensionierung fand ich die Zeit, an neuen Lösungen zu arbeiten, aus meinen vielen Erfahrungen Bilanz zu ziehen, Schlüsse zu formulieren, meine Ideen für die Zukunft zu systematisieren und daraus ein Modell mit einem soliden theoretischen Fundament zu entwickeln.

Es geht nicht in erster Linie um die Schwierigkeiten, denen die Beschäftigten im Gesundheitssystem gegenüberstehen. Es geht vor allem darum, dass die Patienten in den Praxen und Institutionen die Versorgung finden, die sie wirklich brauchen und die ihnen hilft, ihre Gesundheit zu verbessern. Einige der Gründe, warum dies trotz des umfassenden Angebots oft nicht gelingt, haben mit der angesprochenen Überforderung des Personals zu tun. Andere, gewichtigere liegen im Gesundheitssystem selbst. Und noch einmal andere, grundsätzliche liegen in der Natur der „Sache". Krankheiten entstehen und verändern sich. Dies ist von Mensch zu Mensch, von Gesellschaft zu Gesellschaft und von Weltgegend zu Weltgegend unterschiedlich. Also sind individuelle, flexible Antworten gefragt.

Nach acht spannenden Aufbaujahren an der Universität Witten/Herdecke und einem Semester als Gastprofessor an der Universität Leuven in Belgien kehrte ich 1998 mit meiner Frau in die Schweiz zurück. Wir bezogen wieder unser Haus in Meikirch, das wir kurz vor den Wanderjahren erbaut hatten. Ich akzeptierte die Einladung, die Stelle des Direktors der Medizinischen Dienstleistungen am Berner Universitätsspital, der *Insel,* zu übernehmen. Eines meiner vordringlichen Ziele in dieser großen und komplexen Institution war es, bei den Chefs der verschiedenen Kliniken den Blick für das Ganze und das gegenseitige Vertrauen zu fördern. Im Wissen um die vielen Konflikte stellte ich einen Elefanten auf meinen Schreibtisch und erzählte dazu jeweils folgende Geschichte:

Sechs blinde Männer wollten wissen, wie ein Elefant beschaffen ist. Sie wurden zu einem Elefanten geführt und durften ihn ertasten. Der Erste stand am Schwanz und stellte fest, dass ein Elefant wie ein Strick sei. Der Zweite umarmte ein Bein und verglich es mit einem Baumstamm. Derjenige, der an der Flanke stand, spürte eine große Fläche und kam zu dem Schluss, es handle sich um eine Wand. Jener, der das Ohr betastete, bemerkte, wie der Elefant damit Wind erzeugte, und verglich es mit einem Fächer. Der Fünfte stieß sich am Stoßzahn und sprach von einem Speer. Der Letzte untersuchte den Rüssel und bemerkte, dass der Elefant einer Schlange ähnle. Jeder beobachtete richtig, nahm aber nur einen Teilbereich wahr und nicht den ganzen Elefanten.

Die Botschaft der Geschichte wurde verstanden. Die anschließenden Gespräche führten mit der Zeit dazu, dass funktionsübergreifende Kommunikation und Zusammenarbeit besser wurden.

Für mich war nun die Zeit gekommen, mich möglichst bald mit voller Kraft den drängenden Fragen bezüglich einer nachhaltigen Zukunft der Gesundheitsversorgung zu stellen. Ich begann, ein erstes Projekt für eine grundsätzliche Neuorientierung zu entwerfen. Gegen einige Widerstände konnte der damalige Präsident der Schweizerischen Akademie der Medizinischen Wissenschaften die Vorstandsmitglieder dazu bewegen, das Projekt zu unterstützen. Das schlagende Argument war: „Ich kenne den Bircher. Der macht das Projekt entweder mit uns oder ohne uns. Es ist besser, er macht es mit uns."

Die Akademie bildete eine Expertenkommission für das Projekt „Neu-Orientierung der Medizin". Ab dem Jahr 2000 widmete ich mich mit der Kommission ganz dieser Thematik, die zu meinem eigentlichen Lebensthema geworden war. Die Tätigkeit unter der Schirmherrschaft der Akademie dauerte bis 2002 und wurde mit der Publikation *Zukunft Medizin Schweiz"* (Stauffacher, W., Bircher, J. (Hrsg.), EMH Schweizerischer Ärzteverlag AG, Basel 2002) abgeschlossen. Grundsätzliche neue Ansätze wurden darin leider nicht formuliert.

Nun war ich auf mich selbst zurückgeworfen. Dafür konnte ich mich frei bewegen und ohne Rücksicht auf unterschiedliche Interessen und Ansichten wieder bei null anfangen. Ich konzentrierte mich auf jene Fragen, die mir als die wichtigsten erschienen. Und während ich das tat, begegnete ich wie von selbst einigen Menschen, die mir hilfreiche Hinweise gaben, meine Ideen aufnahmen, sie mit mir zusammen weiterentwickelten und in einem Fall, von dem noch ausführlich die Rede sein wird, auch praktisch umsetzten.

Der erste dieser Anreger war der damalige Kantonsarzt des Tessins, Ignazio Cassis. Seine Devise lautete: „Agire alla sorgente" – an der Quelle handeln. Folgerichtig erinnerte er mich an die einfache Tatsache, dass der sinnvolle Umgang mit Gesundheit und Krankheit davon abhängt, was man unter Gesundheit und Krankheit versteht. Ich musste also zunächst die Grundbegriffe klären.

Die Weltgesundheitsorganisation WHO hatte bei ihrer Gründung 1946 in der Präambel ihrer Verfassung festgehalten, wie sie „Gesundheit" definiert: „Die Gesundheit ist ein Zustand des vollständigen körperlichen, geistigen und sozialen Wohlergehens und nicht nur das Fehlen von Krankheit oder Gebrechen." Neu war in dieser Definition, dass sie geistige und gesellschaftliche Aspekte einbezieht. Das war damals ein großer Fortschritt. Der Anspruch, dass Gesundheit ein Zustand des „vollständigen" Wohlergehens sei, schien mir allerdings zu weit zu gehen und ist wohl auf die Euphorie der Nachkriegszeit zurückzuführen. Heute wird diese Definition der WHO im Allgemeinen nicht mehr verwendet.

Für unbrauchbar hielt ich die rein statistische Definition von Christopher Boorse (*A Rebuttal on Health*. Humber, J., und Almeder, R. (Hrsg.): *What is Disease?* Humana Press, Totowa, New Jersey 1997, S. 3–134). Eine statistische Erfassung des Menschen, davon war und bin ich überzeugt, kann Gesundheit nicht beschreiben. Boorses Definition stützt sich auf eine rein materialistische Betrachtungsweise des Menschen. Jene, die ich anstrebte, sollte normativ werden. Das heißt, sie sollte auch Aspekte einbeziehen, die auf ethischen Wertvorstellungen und Maßstäben beruhen.

Interessant schien mir hingegen die normative Definition des Schweden Lennart Nordenfelt (*On the Nature of Health*. Kluwer Academic Publishers, Dordrecht 1987 und 1995). Nordenfelt ist Professor für Philosophie der Medizin und der Gesundheitsversorgung an der Ersta Sköndal Hochschule in Stockholm. „Gesundheit" definiert er im Wesentlichen als die Fähigkeit eines Individuums, unter Standardbedingungen seine vitalen Lebensziele zu erreichen.

Meine eigene Definition von Gesundheit ist von Nordenfelt inspiriert, doch sie ist wesentlich einfacher in der Praxis umzusetzen. Die erste, kurz gefasste Kernaussage meiner Definition lautet:

> „Gesundheit ist die Fähigkeit eines Individuums, den Anforderungen des Lebens zu genügen."

Bei Nordenfelts Definition müsste man in der Praxis von Fall zu Fall die Frage stellen: Welche sind die vitalen Lebensziele einer Person und welche die Standardbedingungen? Bei meiner Definition geht es einzig darum, herauszufinden, ob eine Person den Zustand aufrechterhalten oder wieder erreichen kann, der sie in die Lage versetzt, den Anforderungen des Lebens zu genügen – mit anderen Worten: gesund zu bleiben oder zu werden. Dies ist ein pragmatischer, in der Praxis einfach anwendbarer Ansatz (Bircher, J.: *Towards a Dynamic Definition of Health and Disease*. Medicine, Health Care and Philosophy 2005, 8, S. 335–341).

Ein gesundes Leben zu führen ist vorerst die Aufgabe der Lebensgestaltung jeder und jedes Einzelnen. In zweiter Linie – das heißt, wenn er oder sie dazu nicht mehr allein in der Lage ist – wird es Aufgabe der Medizin und der Gesundheitsversorgung, die Person auf dem Weg zu jenem Zustand zu unterstützen, den ich oben als „Gesundheit" definiert habe. Wie dies geschehen kann und soll, möchte ich in diesem Buch näher darlegen.

Es war mir bewusst, dass die Kurzfassung meiner Definition von „Gesundheit" für die Praxis zu wenig konkret und umfassend ist. Ich musste verschiedene Aspekte Stück für Stück zusammentragen und zusammenfügen, um das zu erreichen, was mir vorschwebte: ein in sich stimmiges Ganzes, das einfach ist, aber umfassend; robust, aber anpassungsfähig. Die Definition sollte sich aus allen verschiedenen Gesichtswinkeln, die im menschlichen Leben wichtig sind, als stimmig bewähren.

Klagen über die Krise in der Gesundheitsversorgung sowie Beschreibungen, Studien und Analysen zu diesem Thema gibt es viele. Was ich jedoch nicht vorgefunden habe, ist eine Art Grundrezept: ein Konzept, das von einem grundlegenden Ausgangspunkt her die Gesundheitsversorgung neu ausrichtet und aufrichtet. Das ist kein bescheidenes Ziel, ich wusste und weiß es. Aber ich wusste und weiß auch, dass ein bescheidenes Ziel nicht ausreicht, um aus der Krise der Gesundheitsversorgung herauszufinden. Und schließlich wusste und weiß ich, dass ein unbescheidenes Ziel nicht leicht erreicht werden kann.

Ich kam mir vor wie ein Mann, der ein Puzzle zusammensetzen will, dessen Teile nicht bereitliegen. Ich wusste nicht einmal, wie sie aussehen. Und ich hatte auch keine Vorlage für das Ganze. Ich kannte nur das Ziel. Ich musste also Teile suchen, von denen ich vermuten konnte, dass sie mich diesem Ziel näherbringen würden. Und mit jedem Teil, das sich in der Tat als passend erwies, wurde das Ganze konkreter und umfassender.

Ich suchte die Teile in wissenschaftlichen Publikationen, ich suchte sie in Gesprächen mit Kolleginnen und Kollegen, und ich suchte sie in meinem Kopf. Denn ich blicke auf eine vielseitige Berufserfahrung zurück, die sich im Verlauf meines Arbeitslebens angesammelt hat. Nur liegt viel davon tief in den Kellern meines Gedächtnisses verborgen, und es kommt erst zum Vorschein, wenn irgendein Ereignis – ein Satz vielleicht, eine neue Erfahrung oder ein Bild – es wieder hervorholt.

Einen wichtigen Anstoß erhielt ich, als ich einer in vielen Ländern tätigen und international bekannten Sozialmedizinerin begegnet bin, Dr. Shyama Kuruvilla. Zusammen mit ihr konnte ich meine Definition von „Gesundheit" vertiefen und ausweiten. Insbesondere kam durch diese Zusammenarbeit die Bedeutung der sozialen Umgebung und der Umwelt für die Gesundheit eines Menschen voll in mein Bewusstsein. Neue Ideen, neue Konzepte – das, was man „Innovation" nennt – entstehen selten in einem einzigen Kopf. Unterschiedliche Erfahrungen, differenziertes Wissen, Anstöße verschiedenen Ursprungs kommen zusammen, kristallisieren sich im Verlauf von Gesprächen und Konfrontationen mit unerwarteten Gesichtspunkten heraus und formen sich zu einem neuen Ganzen.

Eine Begegnung mit Unerwartetem erlebte ich, als ich in Äthiopien als Chefarzt für Innere Medizin und ärztlicher Direktor an der Führung des Black Lion Hospitals in Addis Abeba beteiligt war. Ich hatte von einem äthiopisch-orthodoxen Priester gehört, der weiterum als Heiler bekannt war. Auf einem Familienausflug in die Umgebung von Addis Abeba besuchten wir die Kirche, in der er einem lange andauernden Gottesdienst vorstand. Mittendrin kam er auf uns zu und drückte uns ein Papier in die Hand, auf dem eine lange Liste seiner Heilungen verzeichnet war. Unter anderem waren 60 Blinde genannt, denen er das Augenlicht zurückgegeben haben soll.

Im weiteren Verlauf des Gottesdienstes kam plötzlich in der Mitte des Saals ein lautes Geschrei auf. Ein junger Mann, völlig außer sich, wurde von vier Männern an Armen und Beinen gepackt, nach vorne getragen und vor dem Priester auf einen Klappstuhl gesetzt. Er gestikulierte heftig und schrie, während der Priester, ebenfalls sehr laut, zu ihm sprach, sein Handkreuz an die Stirn des Aufgebrachten drückte und ihn mit Weihwasser besprengte. Nach ungefähr fünf Minuten beruhigte sich der Mann allmählich, stand auf und ging still und geordnet an seinen Platz zurück.

Dieser Mann hatte wahrscheinlich unter extremen Spannungen gelitten – einem Leiden, dem ich während meiner ärztlichen Tätigkeit in Addis Abeba immer wieder begegnet bin. Bei ihm weiß ich zwar den konkreten Grund nicht, doch es könnte durchaus sein, dass er einer der jungen Äthiopier war, die in Europa oder den USA studiert hatten. Nach ihrer Rückkehr gerieten sie in die Schwierigkeit, die strengen Traditionen ihrer Heimat mit dem freiheitlichen Denken und Lebensstil, die sie im Ausland kennengelernt hatten, zu verbinden. Jedenfalls hatte der junge Mann diese Spannungen nicht aushalten können, aber in der Kirche ein gesellschaftlich akzeptables Ventil gefunden, um sich auszudrücken. In unserer Gesellschaft hätte dies eine Psychotherapie oder eine Behandlung mit Psychopharmaka erfordern können. In der seinen wäre dies völlig unmöglich gewesen. Ein Priester mit den wunderbaren Gaben eines Heilers bot hier wohl eine gute Lösung.

Viele derartige Erfahrungen und die Zusammenarbeit mit der Sozialmedizinerin Dr. Shyama Kuruvilla veranlassten mich dazu, die Kurzfassung meiner Definition von „Gesundheit" auszuweiten, um sie auf verschiedene Gesellschaften und Kulturen anwenden zu können. Sie lautet jetzt:

„Gesundheit ist ein dynamischer Zustand von Wohlbefinden, der aus günstigen Wechselwirkungen zwischen den Potenzialen eines Individuums, den Anforderungen des Lebens sowie sozialen und umweltlichen Determinanten resultiert. Gesundheit ergibt sich während der gesamten Entwicklung des Lebens, wenn die Potenziale eines Individuums, unterstützt durch soziale und umweltliche Faktoren, genügen, um zufriedenstellend auf die Anforderungen des Lebens zu antworten. Die Anforderungen des Lebens können biologisch, psychosozial oder umweltlich sein und bei Individuen und im Kontext variieren, aber in jedem Fall führt eine ungenügende Antwort zu Krankheit." (Abb. 1.1)

Diese Definition hat den Vorteil, dass sie umfassend ist, und den Nachteil, dass sie auf Anhieb kompliziert erscheint. Ich kehre deshalb zur Kurzfassung

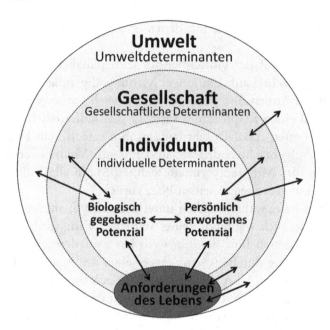

Abb. 1.1 Schematische Darstellung des Meikirch-Modells. Es besteht aus fünf Komponenten und zehn komplexen Beziehungen (Doppelpfeile)

zurück, um davon ausgehend die Langfassung zu beleuchten. Die Kurzfassung lautet: „Gesundheit ist die Fähigkeit eines Individuums, den Anforderungen des Lebens zu genügen." (Abb. 1.1).

1.1   Welches sind die Anforderungen des Lebens?

Die Anforderungen des Lebens sind, ganz allgemein gesagt, die Bedingungen, die ein Lebewesen erfüllen muss, um überhaupt leben zu können. Wenn diese Anforderungen nicht erfüllt sind, ist Leben nicht möglich. Dies gilt für die einfachste Kreatur ebenso wie für den Menschen. Ein Einzeller muss Nahrung aufnehmen, diese in eigene Substanz umwandeln, die Abfallstoffe ausscheiden und sich „teilen", das heißt, sich fortpflanzen können. Auch ein Mensch muss diese elementaren Anforderungen erfüllen. Doch es kommen sehr viel komplexere Anforderungen hinzu. Manche Anforderungen sind von Person zu Person verschieden und hängen stark von den Lebensumständen ab. Deshalb heißt es in meiner Definition von „Gesundheit", die Anforderungen könnten bei Individuen und im

Kontext variieren. Ein Philosoph beispielsweise muss hohen intellektuellen Anforderungen genügen, ein Maurer handwerkliches Geschick und Kraft haben. Dies sind individuelle Anforderungen. Ein Eskimo braucht warme Kleidung, ein Urlauber in der Karibik beinahe keine. Diese Anforderungen werden durch den Kontext, die Umgebung gestellt.

1.1.1 Biologische Anforderungen

Aber es gibt auch grundlegende Anforderungen, die alle Menschen betreffen. Ich nenne sie **biologische Anforderungen.** Jeder Mensch muss sich genügend und gesundes Essen beschaffen, sauberes Trinkwasser finden, ein Dach über dem Kopf haben, zweckmäßige Kleidung tragen und in sauberer und hygienischer Umgebung leben. Wenn eine oder mehrere dieser Anforderungen nicht erfüllt sind, wird der Mensch früher oder später krank und auf Dauer ist sein Leben als biologisches Wesen gefährdet.

Ich wiederhole: Die Bedingungen, unter denen wir den Anforderungen des Lebens genügen müssen, sind individuell und kulturell verschieden.

1.1.2 Psychosoziale Anforderungen

Die Definition von Gesundheit und Krankheit nach dem Meikirch-Modell unterscheidet zwischen psychosozialen Anforderungen und Anforderungen der Umwelt. Zu den **psychosozialen Anforderungen** gehört all das, was von uns gefordert wird und was wir selbst beanspruchen, um im gesellschaftlichen Umfeld zu bestehen, in dem wir leben. Unter normalen Bedingungen beginnen sie in der Beziehung zwischen Mutter und Kind und in der Familie. Anforderungen gehen weiter in der Schule, der Arbeitswelt, der Partnerschaft, der politischen und wirtschaftlichen Gemeinschaft, der Freizeitgestaltung. Für Menschen, die unter Bedingungen leben, in denen sie weder eine intakte Familie noch Schulen, noch Arbeit, noch eine funktionierende Gemeinschaft vorfinden, sind die psychosozialen Anforderungen oft nur schwer zu bewältigen. Dies ist heute vor allem in Kriegs- und Katastrophengebieten der Fall. Deshalb werden viele Betroffene seelisch und körperlich krank, und manche überleben nicht. Das zeigt, dass wir auch soziale und kulturelle Bedingungen brauchen, unter denen es uns möglich ist, den Anforderungen des Lebens zu genügen. Denn es hat auf unsere Psyche, auf das seelische Gleichgewicht und damit auf die Gesundheit einen Einfluss, ob wir diese Anforderungen erfüllen können oder nicht. Deshalb spreche ich in diesem Zusammenhang von *psychosozialen* Anforderungen.

1.1.3 Anforderungen der Umwelt

Die Gesundheit hängt aber nicht nur von biologischen, persönlichen und gesellschaftlichen, sondern auch von **Anforderungen der Umwelt** ab, in der wir leben. Wohnen wir in einer Stadt oder auf dem Land? In einem Villenquartier, einer Industrie-Vorstadt oder einem Slum? Leben wir in der gemäßigten Klimazone oder sind wir extremem Temperaturen, Stürmen oder Trockenheit ausgesetzt?

Während ich dies schreibe, berichten die Nachrichten, dass im Kanton Tessin nach langer Trockenheit wegen der hohen Feinstaubbelastung die Höchstgeschwindigkeit auf allen Straßen kurzfristig auf 80 Stundenkilometer beschränkt ist, alte Dieselfahrzeuge nicht fahren dürfen und die öffentlichen Verkehrsmittel gratis sind. Saubere Luft ist, so wie sauberes Wasser, eine der Grundvoraussetzungen für Gesundheit. Daraus lässt sich eine Anforderung an uns ableiten: Wir müssen dazu beitragen, die Umwelt so zu erhalten, dass ein gesundes Leben möglich ist.

1.1.4 Wechselwirkungen

Zwischen den Anforderungen, die das Leben an uns stellt, und den Bedingungen, die wir vorfinden, um diesen Anforderungen zu genügen, bestehen eine **Wechselwirkungen**. Es gehört zu den Anforderungen, die an uns gestellt werden, die gesellschaftlichen und umweltlichen Bedingungen nach unseren Möglichkeiten sachgerecht mitzugestalten. Wer in einer Familie oder Partnerschaft lebt, muss seinen Beitrag dazu leisten, dass es allen Beteiligten gut geht. Doch im Bestreben, diesen Anforderung zu genügen, darf man auf eigene Bedürfnisse nicht ohne Weiteres verzichten, denn sonst erschöpft man seine Kräfte. Jeder Mensch braucht von klein auf Liebe und will Liebe geben. Wer keine Liebe bekommt, kann auch keine Liebe geben. Liebe ist auf Dauer nur als Wechselwirkung möglich.

Eine weitere Wechselwirkung zeigt sich in der Arbeitswelt. Wir alle brauchen Arbeit, zugleich müssen wir den Aufgaben und Anforderungen am Arbeitsplatz genügen. Wir müssen bei unserer Tätigkeit aber auch Befriedigung erleben. Langfristig genügt es nicht, dass die Arbeit gut bezahlt wird. Wir müssen darin einen Sinn sehen. Ob uns dies gelingt, hängt zum einen von der Voraussetzung ab, dass unsere Arbeit in irgendeiner Weise überhaupt sinnvoll ist, zum anderen von unserer Fähigkeit, den Sinn zu entdecken. Auch das ist eine Wechselwirkung.

Und schließlich wollen wir unseren Platz in der Gesellschaft finden. Wir brauchen Identität: Wir müssen wissen und spüren, wer wir sind und wozu wir gehören. Wir müssen in einer Gesellschaft leben können, die wir akzeptieren und die uns akzeptiert. Unter anderem wollen wir mitentscheiden können, wie die Gesellschaft sich entwickelt. Es ist wichtig, dass wir in der Gesellschaft eine Rolle spielen dürfen, und sei sie noch so klein. Eine Rolle, die unseren Vorstellungen und Fähigkeiten entspricht.

Eine wichtige Forderung an die Gesellschaft, zu der wir gehören, ist Sicherheit. Gegenwärtig, im Jahr 2019, leben wir in einer Zeit der Verunsicherung. Noch vor Kurzem war es für uns selbstverständlich, dass wir uns überall frei bewegen konnten. Wir konnten öffentliche Verkehrsmittel ohne Furcht benutzen und praktisch an jedem Ort der Welt Urlaub machen. Sozial- und Krankenversorgung, Renten und Bankkonten schienen sicher. Eine schwere Wirtschaftskrise, einen großen Krieg mussten wir nicht befürchten. Diese und viele andere Sicherheiten gibt es heute nicht mehr; zahlreiche Menschen haben den Eindruck, einer ungewissen Zukunft hilflos ausgeliefert zu sein. Das erschwert, den Anforderungen des Lebens in der Gesellschaft zu genügen – eine Wechselwirkung, die zu Krankheit führen kann. Wir sehen uns also nicht nur mit den bestehenden und erwarteten Anforderungen konfrontiert, wir brauchen auch Ressourcen, um diese erfüllen zu können.

1.2 Potenziale zur Bewältigung der Anforderungen des Lebens

„Alles ist eine Frage der Kraft." So fasste einer meiner Freunde, der unter schweren Depressionen litt, den Kampf gegen sein Leiden zusammen. „Kraft" ist ein unscharfer Begriff, aber was er meinte, trifft zu: Wir alle brauchen Ressourcen, um den Anforderungen des Lebens zu genügen. Im Englischen spricht man von *Empowerment*. Dieser Begriff bezeichnet die Fähigkeit, die uns gegeben ist oder wird, eine Herausforderung zu meistern. *Power* heißt „Kraft", „Stärke", „Macht". Mein Freund erkannte also: Wenn ich nicht mehr genug Kraft habe, die Depression auszuhalten, sterbe ich.

Wir brauchen zwei Arten von Ressourcen, um den Anforderungen des Lebens zu genügen. Ich nenne sie *Potenziale,* weil dieses Wort ausdrückt, dass es um Ressourcen geht, über die wir sowohl in der jeweils aktuellen Situation als auch in der Zukunft verfügen können. Dabei unterscheide ich zwischen Potenzialen, die von Geburt an biologisch gegeben sind, und Potenzialen, die im Laufe des Lebens persönlich erworben werden.

Jeder Mensch verfügt über erstaunliche Potenziale, die ihn dazu befähigen, das eigene Leben zu meistern und darüber hinaus auch kreative Leistungen zu vollbringen, die nicht lebensnotwendig sind. Diese Fähigkeiten müssen nicht unbedingt zu Spitzenleistungen führen, sie können auch in einem Hobby, beispielsweise im Volkssport, realisiert werden. Für unser Thema ist nicht das erreichte gesellschaftliche Niveau entscheidend, sondern die Frage, ob und wie ein Mensch seine Potenziale nutzt.

Auf hervorragende Weise hat dies der Tennisstar Roger Federer getan. Ich wähle dieses Beispiel, weil es anschaulich zeigt, wie sich die biologisch gegebenen und die persönlich erworbenen Potenziale voneinander unterscheiden und in welcher Weise sie zusammenwirken.

Man nennt Federer den besten Tennisspieler aller Zeiten. Während fünf Jahren war er die Weltrangnummer eins und holte Sieg um Sieg. 2008 verlor er die Spitzenposition. Er eroberte sie im selben Jahr und 2012 zwar wieder kurzzeitig zurück, doch seine absolute Glanzzeit schien vorbei zu sein. Fans und Neider munkelten, er solle sich zurückziehen und auf den Lorbeeren ausruhen. Doch Federer gab trotz vieler Niederlagen nicht auf. 2016 zwang ihn eine Verletzung, ein halbes Jahr auszusetzen. Danach gewann er im Januar 2017 in Melbourne auf spektakuläre Weise seinen 18. Grand-Slam-Titel und wurde 2018 erneut die Weltrangnummer eins. Besonders bewundert wurde, dass dies dem 35-Jährigen in einem Alter gelang, in welchem die meisten Stars ihre Karriere beendet hatten. Federers Körper könne problemlos mit den jungen Spielern mithalten, kommentierte sein Sportarzt. „Wir wissen, mit 35 bis 40 wird es kritisch", sagte er, „aber er als herausragende Sportlerpersönlichkeit und Talent schafft es, auch dann noch an der Spitze zu stehen. Das erreicht man einerseits, indem man genetische Grundbausteine hat, andererseits muss man während des ganzen Lebens darauf achten, dass von der Ernährung bis zum Training alles stimmt."

1.2.1 Bibologisch gegebenes und persönlich erworbenes Potenial

„Sportlerpersönlichkeit" und „Talent" – diese beiden Begriffe spielen auf das an, was ich *Potenziale* nenne. Die Persönlichkeit eines Menschen wird entscheidend durch sein **persönlich erworbenes Potenzial** geprägt. Roger Federer hat dieses Potenzial im Lauf seines Lebens durch Vorbilder, Erfahrungen und harte Arbeit herangebildet. Seine Zähigkeit, Lebens- und Willenskraft gehören auch dazu.

Die biologischen Voraussetzungen für das virtuose Tennisspiel, die genetischen Grundbausteine, sein Körperbau und seine Beweglichkeit, von denen der Sportarzt sprach, sind in meiner Definition von Gesundheit Eigenschaften des **biologisch gegebenen Potenzials.**

Das biologisch gegebene Potenzial wird einem Menschen bei der Geburt geschenkt; um das persönlich erworbene muss er sich lebenslang bemühen. Doch auch Geschenke gehen verloren, wenn man ihnen nicht Sorge trägt. All die guten Eigenschaften von Körper und Geist verkümmern, wenn man sie nicht nutzt und pflegt. Und die größten Talente verkommen, wenn der Talentierte sie nicht fördert. Auch dies betont der Sportarzt, wenn er sagt, Talente wie Federer dürften sich nie etwas zuschulden kommen lassen und müssten während des ganzen Lebens darauf achten, dass von der Ernährung bis zum Training alles stimmt. In diesem Sinn könnte man sagen: Das biologisch gegebene Potenzial muss zum erworbenen Potenzial werden, um voll zur Geltung zu kommen.

Dies gilt nicht nur für Sportler. In diesem Zusammenhang fällt mir ein Zitat aus Goethes „Faust"-Drama ein, über das ich im Gymnasium einen Aufsatz schreiben musste: „Was du ererbt von deinen Vätern hast, erwirb es, um es zu besitzen."

Ererbtes nenne ich „biologisch gegebenes Potenzial", weil damit ausgesagt wird, dass es eine geschenkte Chance ist, die man nutzen, aber auch verspielen kann. Es ist sozusagen ein biologisches Startkapital, aus dem man etwas machen kann, mit dem man arbeiten muss, damit es nicht wertlos wird.

Das biologisch gegebene ist ein sehr starkes Potenzial. Wir müssen nicht all seine Verzweigungen kennen. Alle lebenswichtigen Organe in unserem Körper, das Herz, die Lunge, die Leber und so weiter, funktionieren miteinander dank dieses Potenzials, ohne dass es uns bewusst ist. Doch wenn wir nicht darauf achten, dass wir dafür Sorge tragen müssen, verkommt auf Dauer das stärkste biologisch gegebene Potenzial.

Dieses Bewusstsein erwerben wir in der Familie, in der Schule, in Begegnungen mit anderen Menschen, durch Vorbilder, durch Medien, durch gute und schlechte Erfahrungen. Darin besteht das persönlich erworbene Potenzial. Es ist entscheidend dafür, dass wir gesund bleiben oder auf eine Krankheit angemessen reagieren können. Darum steht dieses Potenzial im Zentrum des Meikirch-Modells.

Das persönlich erworbene Potenzial kann sogar Teile der Defizite des biologisch gegebenen Potenzials kompensieren. Es gibt zum Beispiel angeborene Behinderungen, Blindheit, Taubheit, ungenügend ausgebildete

Glieder oder Organe, aber auch genetisch bedingte Krankheiten. Dazu gehören bestimmte Formen von Diabetes, von Epilepsie, von Depressionen oder neurologischen Erkrankungen. Und viel zu oft wird das biologisch gegebene Potenzial durch Unfälle massiv eingeschränkt. Nicht selten verändert eine Querschnittlähmung die Lebensweise und Gestaltung des Lebens völlig. Vielen Betroffenen gelingt es trotzdem, sinnerfüllt und selbstständig zu leben, weil sie die Fähigkeiten erworben haben, um ihre Behinderungen mehr oder weniger weitgehend auszugleichen. Dabei will ich nicht verschweigen, dass sie auf dem Weg dorthin Hilfe brauchen. Diese kommt zum einen von der Gesellschaft, ihren Gesundheitseinrichtungen und Versicherungen. Zum anderen aber ist die Unterstützung durch Mitmenschen unerlässlich. Familienmitglieder und Freunde sind dabei ebenso wichtig wie professionelle Hilfe. Und gerade in diesem Bereich offerieren heute auch unglaublich differenziert entwickelte technische Einrichtungen Großartiges.

Jedermann kennt den Fall des britischen Wissenschaftlers Stephen Hawking. 2018 ist er im Alter von 76 Jahren gestorben. Trotz einer degenerativen Krankheit des Nervensystems, die ihn fast völlig bewegungsunfähig gemacht und seinen Körper entstellt hat (Amyotrophe Lateralsklerose), hat er bedeutende Beiträge zur theoretischen Physik und Astrophysik geleistet und populärwissenschaftliche Bestseller verfasst. In der internationalen Fachwelt ist er bekannt und auch umstritten wegen seiner Theorien über Schwarze Löcher, über die Relativitätstheorie und die Quantenmechanik. Doch in der großen Öffentlichkeit kennt man ihn wohl eher deshalb, weil seine glänzenden intellektuellen Leistungen in so verblüffendem Gegensatz zu seinem kranken Körper standen. Deswegen komme ich hier überhaupt auf ihn zu sprechen, obgleich ich weiß, dass auch viele andere Menschen gelernt haben, mit einer Behinderung zu leben, was nicht weniger bewundernswert ist. Hawkings Fall zeigt auf besonders spektakuläre Weise, wie entscheidend nebst menschlicher auch technische Hilfe sein kann, um Behinderungen zu kompensieren.

Stephen Hawking war ein Genie. Seine Genialität beruhte teilweise auf seinem biologisch gegebenen Potenzial. Doch die Krankheit hätte die Entfaltung seiner Potenziale verunmöglicht, wenn Hawking ihre Auswirkungen nicht hätte kompensieren können. Möglich wurde dies auch dank all der Menschen, die ihn medizinisch betreut und gepflegt haben, sowie – ganz entscheidend – durch die Fortschritte der Computertechnik. Jahrelang konnte er nur noch seine Augen und einen einzigen Wangenmuskel bewusst bewegen. Damit steuerte er einen Sprachcomputer – die vorläufig letzte Möglichkeit, um sich auszudrücken. Bereits heute verfeinern Neurowissenschaftler eine Technologie, welche es völlig gelähmten Menschen, die nicht einmal das kleinste Zeichen geben können, erlaubt, sich mitzuteilen. Mit Hilfe von Sensoren am Kopf und später Sonden im Gehirn kann ein sogenannter *Locked-in-Patient,* ein bei vollem Bewusstsein im bewegungslosen Körper eingeschlossener Mensch, Fragen nach seinem Befinden oder seiner Meinung beantworten, indem er „Ja" oder „Nein" denkt.

Die meisten Menschen erwerben ihr persönliches Potenzial auf unspektakuläre Weise. Dabei ist es für sie nicht anders und nicht leichter, als es für Hawking war. Zudem können derzeit nur wenige Menschen höchstentwickelte technologische Hilfe in Anspruch nehmen. Aber jeder Mensch hat die Chance, sein persönlich erworbenes Potenzial weiterzuentwickeln und zu nutzen, um gesund zu bleiben oder wieder gesund zu werden und dabei sein Leben in all seinen Aspekten zu meistern.

Im Unterschied zum biologisch gegebenen Potenzial können wir das persönlich erworbene Potenzial jederzeit erweitern, vertiefen und an eine neue Situation anpassen. Ganz banal etwa an die Anforderung, sich regelmäßig die Hände zu waschen. Oder an die Notwendigkeit, bestimmte Lebensumstände und Lebensweisen zu ändern, zum Beispiel nach einem Herzinfarkt. Wir tragen **Verantwortung für unsere Gesundheit.**

Niemand will krank werden. Eine Krankheit „befällt" uns. Es „passiert", dass wir krank werden. Aber wir sind in gewissen Grenzen dafür verantwortlich, Sorge zu tragen, dass wir nicht krank werden. Und wenn wir krank sind, sind wir, wiederum in gewissen Grenzen, dafür verantwortlich, die Bedingungen zu akzeptieren, die die Krankheit stellt, damit wir wieder gesund werden – oder, wenn es anders nicht geht, mit ihr ein gutes Leben führen können.

Welchen Anforderungen ein kranker Mensch genügen kann, ist von Person zu Person verschieden. Dies hängt wiederum von dem biologisch gegebenen und dem persönlich erworbenen Potenzial eines jeden Einzelnen ab, darüber hinaus auch von der Schwere der Krankheit oder Verletzung. Jenseits der Grenzen der eigenen Leistungsfähigkeit fängt die Unterstützung durch die Medizin und Gesundheitsversorgung an.

Dass wir für unsere Gesundheit Verantwortung tragen, ist nicht neu. Dieser Gedanke ist sogar so populär geworden, dass Krankenkassen damit Werbung machen. „Modern ist, wenn mein gesunder Lebensstil honoriert wird", lese ich in großen Lettern auf Plakatwänden. Angeboten werden zum Beispiel Armbandgeräte, die einem unter anderem sagen, ob man sich täglich genügend bewegt hat. *Self-Tracking* heißt das. Einen Schritt weiter geht eine Krankenversicherung, die ein betriebliches Gesundheitsmanagement für Unternehmen anbietet und damit „Optimierung der Arbeitsbedingungen", „Stärkung von individuellen Handlungskompetenzen und Ressourcen" und dadurch auch „Return on Investment", also Gewinn für die Firma, verspricht. Dagegen ist an sich ebenso wenig einzuwenden wie gegen die Werbung von Großverteilern für gesunde Nahrungsmittel. Kritisch wird es jedoch, wenn der Irrtum bestärkt wird, dass Gesundheit gekauft werden kann.

Verantwortung im Sinn des Meikirch-Modells bezeichnet etwas Umfassenderes. Sich viel bewegen, gesund essen, gute Arbeitsbedingungen schaffen, das alles ist wichtig für die Gesundheit. Was ich darüber hinaus meine, ist nicht messbar wie die Schritte, die ich täglich mache. Es ist eine Haltung sich selbst und der Mitwelt gegenüber. Wie gehe ich mit meinem Körper und meinen Kräften um? Höre ich auf meine seelischen und geistigen Bedürfnisse? Ist es mir wichtig, in meinem Leben Sinn zu finden? Widme ich einfühlsamen und respektvollen Beziehungen zu meinen Mitmenschen genügend Zeit und Kraft? Wie gehe ich mit der Umwelt um? All dies hat viel mit Kommunikation zu tun: Kommunikation mit mir selbst und Kommunikation mit den Menschen und der Welt um mich herum.

Sich solche Fragen zu stellen, darauf Antworten zu suchen und danach zu leben, das könnte man ein *Self-Tracking* im weiteren Sinn des Wortes nennen. Ich ziehe den Begriff *Self-Leadership* vor. Er stammt ursprünglich aus der Wirtschaftswelt und bezeichnet die Fähigkeit, sich selbst eigenverantwortlich zu führen, um unter ständig sich wandelnden Bedingungen den richtigen Weg zu finden.

Deshalb heißt es in meiner Definition von Gesundheit:

„Gesundheit ist ein dynamischer Zustand."

Wir sind nicht einfach gesund oder krank. Die entscheidende Frage hierbei ist: Bin ich als Mensch fähig, mit meinem biologisch gegebenen und meinem persönlich erworbenen Potenzial den Anforderungen des Lebens unter den Bedingungen, die ich antreffe, zufriedenstellend zu genügen? Beide Potenziale müssen auf ihre unterschiedliche Weise stark genug und geeignet sein, die Anforderungen zu erfüllen, damit wir gesund sind. Wenn sie dazu nicht ausreichen, sind wir krank oder wir sterben.

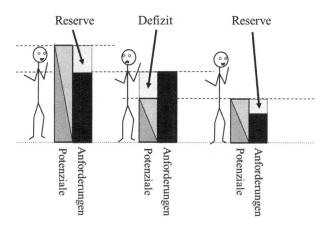

Abb. 1.2 Drei Möglichkeiten, gesund oder krank zu sein. Wenn die beiden Potenziale zusammen größer sind als die Anforderungen, besteht Gesundheit. Die Mitte der Grafik zeigt ein Defizit an, da die Potenziale den Anforderungen nicht genügen. Das ist Krankheit. In der dritten Figur sind die Potenziale stark reduziert, die Anforderungen sind aber noch geringer. Dies trifft zum Beispiel für gesunde alte Leute zu.

Das Verhältnis zwischen den Anforderungen und den Potenzialen bleibt im Verlauf des Lebens nicht konstant. Es wird durch die Stärke unserer körperlichen und geistigen Kräfte und die Ansprüche der gegenwärtigen Lebensbedingungen bestimmt. Dieses Verhältnis verändert sich im Lauf des Lebens fortwährend. Darum bezeichne ich Gesundheit bzw. Krankheit als einen „dynamischen Zustand". Es ist ein Zustand, der sich immer wandeln kann, sei es durch äußere Einflüsse und Ereignisse, sei es durch Prozesse, die ihren Ursprung im Körper oder in der psychischen Entwicklung einer Person haben (Abb. 1.2).

Ein Blick auf das kurze Leben des Musikers Gustav Mahler (1860–1911) zeigt dies eindrücklich. Heute kennt man ihn vor allem als Komponisten der 5. Symphonie. Der Regisseur Luchino Visconti verwendete Mahlers *Adagietto* in seiner Verfilmung von Thomas Manns Novelle „Tod in Venedig" als Leitmotiv und machte es damit zu einem Hit.

Mahler wuchs in einfachen Verhältnissen auf. Sein größter Wunsch war, nichts anderes zu tun, als zu komponieren. Doch er musste seinen Lebensunterhalt als Direktor von Opernhäusern und Dirigent von Orchestern erwerben. Er dirigierte auf sehr persönliche, musikalisch revolutionäre Weise und erhielt in der internationalen Musikwelt weiterhin Applaus. Die Zeit für die Arbeit an seinen zehn Symphonien und den ergreifenden Lieder-zyklen musste er sich sein Leben lang zwischen den vielen Verpflichtungen abringen. Die Leidenschaft und Energie, mit der er diese verschiedenen Aufgaben trotz aller Schwierigkeiten nebeneinander bewältigen konnte, waren schier übermenschlich. Mit zunehmendem Erfolg nahmen zudem öffentliche Kampagnen gegen seine Musik, seine Dirigententätigkeit und seine Person zu.

Lange schaffte er es, die Angriffe zu ignorieren. 1907 erreichten sie einen Höhepunkt. Im selben Jahr musste sich seine Frau Alma einer schweren Operation unterziehen. Kurz danach starb die älteste Tochter. Mahler, damals 47 Jahre alt, verfiel in eine schwere Depression, zudem wurde ein Herzfehler diagnostiziert. Trotzdem fand er die Kraft, sein Engagement als Direktor der Wiener Hofoper zu kündigen und Dirigent an der Metropolitan Opera in New York sowie Gastdirigent des New York Symphony Orchestra zu werden. Daneben arbeitete er an seiner 10. Symphonie. Trotz großer Erfolge in Amerika hatte er auch dort mit beruflichen und persönlichen Problemen zu kämpfen. Die Ehe geriet in eine tiefe Krise. Im Februar 1911 brach eine bakterielle Herzkrankheit (subakute bakterielle Endokarditis) aus. Damals gab es noch keine Antibiotika; man war gegen diese Krankheit machtlos. Mahler wurde in Paris und Wien von den bekanntesten Spezialisten behandelt. Ein Reporter berichtete, dass er „durch das lange Fieber nichts von seiner Geistesfrische, seiner bewunderungswürdigen Willenskraft und seiner Lebensenergie eingebüßt" habe. Doch diesmal reichten seine Potenziale und die medizinische Heilkunst nicht mehr aus, die Krankheit zu überwinden. Mahler starb am 18. Mai in Wien.

Während vier Jahrzehnten konnte Gustav Mahler den Anforderungen genügen, die er selbst und die Umstände seines Lebens an ihn stellten. Er schaffte mit unerhörter Anstrengung den Spagat zwischen seinem inneren Drang zu komponieren und dem ökonomischen Zwang zu dirigieren. Trotz wachsender Widerstände und zahlreicher Angriffe schuf er in beiden Bereichen Außerordentliches. Doch dann kippte das Verhältnis zwischen den Anforderungen und den Kräften, die benötigt wurden, um ihnen zu genügen. Das biologisch gegebene Potenzial und die damaligen Möglichkeiten der Medizin reichten nicht mehr aus, um gegen die Bakterien in Mahlers Herz anzukommen. Dadurch wurde auch sein persönlich erworbenes Potenzial schwächer. Vier Jahre dauerte sein Kampf um Gesundheit und Leben. Dann verlor er ihn.

1.3 Zusammenfassung

- Jeder Mensch hat zwei Potenziale verschiedener Art. Es sind Fähigkeiten, dank derer er gesund bleiben oder wieder gesund werden kann, wenn er krank ist. Die biologisch gegebenen Potenziale sind ein Geschenk von Geburt an, die anderen erwirbt er sich im Lauf seines Lebens.
- Krank wird er, wenn die Anforderungen des Lebens aus irgendeinem Grunde größer sind als seine Fähigkeiten, ihnen zu genügen.
- Dabei ist Gesundheit ein dynamischer Zustand des Wohlbefindens, der von Mensch zu Mensch unterschiedlich ist und sich auch im Lauf des Lebens fortwährend wandelt.
- Jeder Mensch hat also in einem bestimmten Rahmen die Fähigkeiten, aber auch die Verantwortung, für seine Gesundheit zu sorgen.
- Die Aufgabe der Gesundheitsversorgung fängt dort an, wo diese persönlichen Fähigkeiten nicht ausreichen.

2

Wie das Leben die Welt erobert

Inhaltsverzeichnis

> Eine elementare Eigenschaft aller Lebewesen und die besonderen Bedingungen für das Leben der Menschen. Der Mensch ist nicht nur ein biologisches, sondern auch ein psychosoziales Wesen. Deshalb ist es wesentlich, während des ganzen Lebens in jeder Situation um den Sinn seines Lebens zu ringen.

Wenn wir über das Leben nachdenken, so entsteht sofort ein riesiges Spektrum von höchst interessanten Tatsachen und Zusammenhängen. Für die Frage nach dem Wesen der Gesundheit stehen viele nicht im Vordergrund. Ich beschränke mich deshalb auf wenige Gesichtspunkte, die mir in unserem Zusammenhang besonders bedeutungsvoll erscheinen, und bitte darum, Vereinfachungen zu verstehen.

Über die Jahrmillionen der Evolution haben sich sehr viele Lebewesen, Pflanzen und Tiere, auf der Erde entwickelt. Sie haben unterschiedliche Eigenschaften ausgebildet und können deshalb erstaunlich viele Lebensräume bevölkern. Es ist unglaublich, unter welch extremen Bedingungen Leben möglich ist. Es gibt einzellige Lebewesen, Archaeen, die in Temperaturen

© Springer-Verlag GmbH Deutschland, ein Teil von Springer Nature 2019
J. Bircher, *Die verlorene Hälfte der Medizin*, https://doi.org/10.1007/978-3-662-59639-5_2

von 110 °C leben und sich fortpflanzen. Andere Arten derselben Gruppe von Urlebewesen existieren im sehr salzhaltigen Wasser des Toten Meeres. Einzeller können ihre Lebensfunktionen völlig zum Stillstand bringen, auf diese Weise über mehrere tausend Jahre ungünstige Umweltbedingungen durchstehen und dann wieder weiterleben.

Auch komplexe Kreaturen überleben in scheinbar lebensfeindlichem Milieu. Der Grottenolm, ein Lurch, verbringt in der völligen Dunkelheit tiefer Karsthöhlen sein verborgenes Dasein, kommt mehrere Jahre ohne Nahrung aus und kann über 100 Jahre alt werden. An den eisigen Rändern von Gletschern finden Grillenschaben alles Lebensnotwendige, und in der Wüste schützen lange Beine den Körper von Insekten vor der Berührung mit dem tödlich heißen Sand.

Im Laufe der Evolution haben alle Lebewesen spezielle genetische Eigenschaften und Überlebensstrategien entwickelt, die es ihnen erlauben, in ihrer Umwelt zu bestehen. Leben ist somit ein sehr anpassungs- und widerstandsfähiges Phänomen. Das Ziel aller Lebewesen scheint vorwiegend darin zu bestehen, einen verfügbaren Lebensraum so intensiv wie möglich zu bevölkern.

Jede Art vermehrt sich, indem sie fortlaufend Nachkommen erzeugt. Dies funktioniert über einen komplexen Mechanismus, der als „Reproduktion" bezeichnet wird und komplizierte genetische Mechanismen umfasst. Er sorgt dafür, dass die Nachkommen annähernd die gleichen Eigenschaften erhalten wie die Eltern, und auch dafür, dass eine Spezies über lange Zeiträume erhalten bleibt. Dennoch gibt es von Generation zu Generation auch kleine Unterschiede, die für die Überlebensfähigkeit günstig oder nachteilig sein können. Wenn eine Variation Vorteile für das Überleben bietet, so kann sich die Spezies allmählich vermehren und zu einer neuen Art entwickeln. Es ist diese Kombination von Beständigkeit und Entwicklungsfähigkeit, die über große Zeiträume zu neuen Arten und auch zum Menschen geführt hat. Heute wird unser Planet immer noch von unvorstellbar vielen Spezies bevölkert.

Werden diese Arten untereinander verglichen, so findet man zunächst viele einfach gebaute Lebewesen, die alles besitzen, was zu ihrem Überleben erforderlich ist. Daneben sind aber auch komplizierte Kreaturen mit einer großen Zahl von besonderen Eigenschaften entstanden. Unter ihnen sind zum Beispiel diejenigen beachtenswert, die Schönheitsmerkmale entwickelt haben. In diesem Zusammenhang möchte ich an die wunderbaren Blüten im Pflanzenreich erinnern. Auf den ersten Blick ist nicht einzusehen, weshalb Blüten mit ausgeprägten ästhetischen Eigenschaften für die Erhaltung einer Art nötig sind. Viele Pflanzen generieren genügend Pollen, die durch den Wind verbreitet werden, um die Befruchtung zu sichern. Dazu gehören zum Beispiel Föhren, Haselnüsse, Gräser und viele andere, die uns Menschen während der Pollensaison allerlei Schwierigkeiten bereiten können. Dann gibt es aber Rosen, Lilien, Orchideen und viele mehr, die uns wegen ihrer ausgeprägten Schönheit immer wieder begeistern.

Nachdem wir gelernt haben, dass Lebewesen in erster Linie ihren Lebensraum besiedeln müssen und sich zu diesem Zweck möglichst intensiv vermehren, ist es nicht leicht, eine biologische Erklärung für die ausgesprochene Ästhetik gewisser Blüten zu finden. Ähnlich verhält es sich bei den Tieren. Weshalb sind einige farbige Schmetterlinge wunderbar anzuschauen und weshalb begeistert uns die Schönheit von farbenfrohen Vögeln? Warum finden sich auf ihren Federn derart interessante Muster? Gibt es eine biologische Notwendigkeit für die prachtvoll gefärbten Pfauenaugen und geometrisch angeordneten Schwanzfedern des Pfaues, wenn er das Rad schlägt? Und weshalb mangelt es dem Maulwurf und dem Regenwurm an irgendwelchen Zeichen von Schönheit?

Die Ästhetik gewisser Pflanzen und Tiere ruft nach Fragen. Obwohl ästhetische Merkmale vorwiegend im Rahmen der Fortpflanzung vorkommen, ist klar, dass sie im engeren Sinne für die Fortpflanzung nicht zwingend notwendig sind. Viele Lebewesen können auch ohne ästhetischen Überbau Nachkommen generieren. Die Schönheit einiger Pflanzen und Tiere ist ein provozierendes Phänomen, das Raum für Spekulationen gibt. Weshalb empfinden wir Muster und Farben gewisser biologischer Lebewesen überhaupt als schön? Was ist Schönheit? Ist es denkbar, dass irgendeine geistige Kraft biologische Lebewesen dazu benutzt, um Schönheit zu erschaffen? Auf alle Fälle liegt der Ästhetik von Lebewesen etwas Immaterielles zugrunde, das mit rein materialistischen Überlegungen kaum erklärt werden kann. Doch wenn es geistige Kräfte sind, die die Schönheit hervortreiben, wie materialisieren sie sich in biologischen Wesen? Auf diese interessanten Fragen habe ich keine Antwort.

Jede Art verfügt grundsätzlich über eine unbegrenzte Fähigkeit, sich zu vermehren, das heißt, die Fortpflanzungsfähigkeit von Lebewesen ist zunächst unabhängig davon, wie gut oder schlecht sich die Nachkommenschaft im vorgefundenen Lebensraum behaupten kann. Ist die Anpassungsfähigkeit groß, so können sich Lebewesen einen vielfältigen Lebensraum erobern. Das Gegenteil ist der Fall bei Arten, die nur unter ganz bestimmten Bedingungen überlebensfähig sind. Dabei spielt die natürliche Umgebung für jede Art eine entscheidende Rolle. Wo zum Beispiel Löwen leben, können andere Arten nur existieren, wenn sie sich vor den Löwen schützen können. Bei uns ernähren sich Füchse hauptsächlich von Mäusen. Wenn sie zu viele Mäuse erbeutet haben, hungern oder sterben sie, bis sich die Nagetiere wieder vermehrt haben.

Am Rande eines Lebensraumes können biologische Lebewesen kaum oder höchstens schlecht existieren. In den Schweizer Bergen wird dies beispielsweise an der sogenannten Baumgrenze sichtbar. Unterhalb dieser Grenze wachsen Bäume, oberhalb davon können sie nicht überleben. An dieser Baumgrenze sieht man viele Tannen und Lärchen, die klein bleiben und sich nicht richtig entwickeln, weil sie aufgrund der mangelnden Sauerstoffversorgung nicht mehr gedeihen können.

Auch beim Menschen ist die Kraft, Nachkommen zu zeugen, viel größer als die Fähigkeit der Nachkommen, in ihrem Lebensraum menschengerecht zu überleben. In Randgebieten herrschen schwierige klimatische Verhältnisse, unter denen sich Menschen nur sehr schwer behaupten können. Das wird deutlich, wenn wir die Entwicklung der Weltbevölkerung anschauen. In den letzten 150 Jahren hat der Mensch gelernt, sich überall besser mit vielseitigen überlebenswichtigen Gütern zu versorgen. Das führte zu einer „Bevölkerungsexplosion" (Abb. 2.1).

Vom Jahr null bis zur Mitte des 19. Jahrhunderts war die Entwicklung der Weltbevölkerung nur sehr bescheiden. Seither nahm sie stark zu, besonders in der zweiten Hälfte des 20. Jahrhunderts. Während dieser gan-

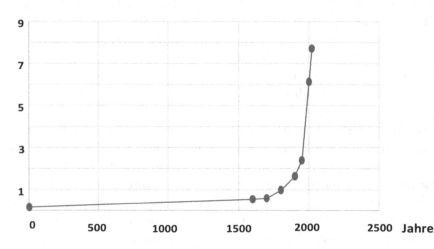

Entwicklung der Weltbevölkerung (in Milliarden)

Abb. 2.1 Die Entwicklung der Weltbevölkerung vom Jahr null bis heute zeigt, dass sich auch der Mensch – wie andere Lebewesen – einfach vermehrt, wenn er die entsprechenden Bedingungen hierfür vorfindet

zen Zeit gab es immer Gegenden, in denen die Menschen unter schwierigen Bedingungen kaum leben konnten. Die mittlere Lebenserwartung betrug dort weniger als 40 Jahre. Nachdem die Lebensumstände der Menschen verbessert worden waren, stiegen die Bevölkerungszahlen rasch an. Bald werden acht Milliarden Menschen auf der Welt leben. Und immer noch gibt es viele Gegenden, in denen die Menschen hungern. Zudem werden Flüchtlingsströme heute von den Aufnahmeländern abgelehnt und viele Menschen werden wieder in ihre prekären Lebensverhältnisse zurückgeschickt. Was wir jetzt erleben, ist die Spannung zwischen der biologischen Vermehrungsfähigkeit des Menschen und der Unmöglichkeit, in gewissen Lebensräumen allen ein menschengerechtes Leben zu gewähren. Dieses Dilemma ist nicht lösbar und nur schwer auszuhalten. Es erhält meines Erachtens zu wenig Aufmerksamkeit.

Wie reagieren wir auf die biologische Kraft der Vermehrung in einem Lebensraum mit begrenzten Ressourcen? Sollen wir arme, hungernde und kranke Menschen einfach ihrem Schicksal überlassen? Seit dem Beginn der menschlichen Entwicklung spielte das Mitempfinden eine wichtige Rolle. Die Menschen brauchten diese Fähigkeit, um in kleinen Gruppen zu überleben, zum Beispiel für Nahrungsbeschaffung und gegenseitige Unterstützung. Wie weit die Empathiefähigkeit von Individuen reicht, hängt von ihrer Kultur, von ihrer Religion und nicht zuletzt von der Erziehung und von Vorbildern ab. In unserer aus dem Christentum entstandenen Kultur ist die Geschichte des barmherzigen Samariters immer noch sehr lebendig. Sie unterstützt unser Mitempfinden, wenn wir von menschlichen Katastrophen hören, und erhöht die Spendenbereitschaft für die betroffenen Menschen. Leider häufen sich die schlimmen Ereignisse weltweit immer mehr, sodass Hilfe vor Ort oft nur in einem recht bescheidenen Rahmen möglich ist.

Für mich ist das Missverhältnis zwischen der großen Kraft des Menschen, Nachkommen zu generieren, und den beschränkten Möglichkeiten, ihnen ein menschengerechtes Leben zu ermöglichen, ein brennendes und sehr störendes Dilemma, für das ich keine Lösung weiß. Ich gehe davon aus, dass der angekündigte Klimawandel das Problem weiter dramatisch zuspitzen wird. Mir scheint es dringend notwendig, dass philosophische, ethische, wissenschaftliche und religiöse Kreise den Diskurs über dieses Thema aufnehmen und sich der Problematik widmen. Sie dürfen es nicht einfach den damit überforderten Politikern überlassen.

Heute verspricht sich die Menschheit viel von Big Data und künstlicher Intelligenz. Könnten diese Techniken vielleicht die Schwierigkeiten der leidenden Bevölkerung in der Peripherie der menschlichen Lebensräume lindern? Vorläufig sind diese Gedanken nur Spekulationen, doch

Forschungszentren in der ganzen Welt befassen sich damit, schwierige und komplizierte Probleme mit solchen Methoden lösbar werden zu lassen. Die entsprechenden Datenmengen sind riesig, können aber immer schneller und umfangreicher bearbeitet werden. Aus meiner Sicht deutet vieles darauf hin, dass die Bearbeitung menschlicher Probleme über gewisse Grenzen nicht hinauskommen kann, wenn sie sich auf die rein biologische oder materialistische Perspektive beschränkt.

Auch das Meikirch-Modell hat für die leidenden Menschen an der Peripherie des menschlichen Lebensraumes keine einfache Lösung. Es befasst sich mit der Biologie des Menschen im Zusammenhang mit dem biologisch gegebenen Potenzial. Dieses Potenzial ist ein Geschenk, das jeder Mensch bei der Geburt erhält, es stellt eine Voraussetzung für das Leben dar. Es bedeutet aber nicht, dass der Mensch die Anforderungen des Lebens allein durch sein biologisch gegebenes Potenzial erfüllen kann. Es ist nur eine Grundlage, auf der das persönlich erworbene Potenzial aufgebaut und entwickelt werden kann. Und dieses ist die Basis, auf der Menschen Überlebensmöglichkeiten und einen Sinn im Leben finden können. Die Berücksichtigung des persönlich erworbenen Potenzials ist für das Leben der Menschen unentbehrlich.

2.1   Der Mensch ist ein geistiges Wesen

Der Mensch ist ein geistiges Wesen und somit nicht auf seine Biologie begrenzt. Er hat Vernunft, Überzeugungen, Zweifel, bewusste und unbewusste Hoffnungen, Wünsche, Ängste, Vorstellungen – all dies macht sein psychisches und geistiges Leben aus. Der Mensch besitzt ein Bewusstsein seiner selbst, auch wenn nicht alle dasselbe darunter verstehen: Er hat eine Seele. Mit seinem persönlich erworbenen Potenzial könnte er zum Beispiel das oben ausgeführte Problem des immer knapper werdenden menschlichen Lebensraums bearbeiten und neue Lösungen dafür finden.

Man kann sowohl gegen die wissenschaftlichen als auch gegen die religiösen Antworten auf die Frage nach der Seele triftige Einwände vorbringen. Ebenso gibt es ernstzunehmende Argumente gegen die Überzeugung, dass die geistige Seite des menschlichen Lebens nur eine materielle Ursache habe. Persönlich erlebe ich einfach, dass ich mehr bin als nur mein Körper. Wenn ich meiner selbst als Ich bewusst werde, gehört der Körper dazu, aber ebenso sind mein ganzes geistiges Leben, mein Denken, Fühlen, Wissen, sind meine Erinnerungen, Erfahrungen, Überzeugungen, Ideale und Lebensziele Teile meiner Person.

Ich erfahre auch, dass ich nicht immer der Gleiche bin, dass ich mich wandle. Ich bin als Kind durch verschiedene Entwicklungsstufen gegangen, habe mich ins Erwachsenenleben hineingefunden, musste und muss mich immer neuen Anforderungen und Herausforderungen stellen. Diese haben mit der persönlichen Entwicklung zu tun, mit dem Familienleben, mit der Auseinandersetzung mit der gesellschaftlichen Umwelt, auf die ich angewiesen bin, die aber auch Probleme schafft. Nicht alle Probleme kann ich befriedigend lösen, andere gar nicht. Ich stoße an Grenzen, die ich akzeptieren muss. Und ich erfahre Grenzen, hinter denen es etwas gibt, das als „Transzendenz" bezeichnet wird – etwas jenseits der materiellen Welt, wie wir sie im Alltag erfahren. Etwas, dessen Wirklichkeit als spirituelle oder religiöse Erfahrung erlebt werden kann.

Die Art, wie ich mein Leben führe, beeinflusst meine weitere Entwicklung. Ich kann wählen zwischen einem hedonistischen Leben, das die Maximierung des Genusses anstrebt, und einem Leben, in dem ich Sinn suche und danach strebe, mit meinem Tun und Lassen diesem Sinn zu entsprechen. Diese Art der Lebensführung nennt man *eudaimonisch*. Soweit sie gelingt, schenkt sie einem die Erfahrung eines erfüllten Lebens. Und sie unterstützt das persönlich erworbene Potenzial. Damit trägt sie wesentlich zur Gesundheit bei.

2.2 Sinn des Lebens

Sinn hilft Menschen, extreme Herausforderungen zu meistern, das heißt, unerträgliche Qualen, Folter, Entbehrungen, Erniedrigungen, Anstrengungen und schwere Krankheiten zu ertragen und durchzustehen. Da Extremsituationen dies am eindrücklichsten belegen, wähle ich ein Beispiel, das im kollektiven Gedächtnis allgegenwärtig ist: das Zeugnis von Überlebenden in den Konzentrationslagern der Nationalsozialisten im Zweiten Weltkrieg. Im Folgenden stütze ich mich auf die Erfahrungen und Gedanken des Arztes, Psychiaters und Philosophen Viktor E. Frankl. In einem Exkurs möchte ich ausführlich auf sein Buch „*... trotzdem Ja zum Leben sagen*" (DTV, München 1982) eingehen. Damit wird deutlich, welch entscheidende Bedeutung geistige Kräfte – das persönlich erworbene Potenzial – für das Leben und die Gesundheit des Menschen haben und wie sie mobilisiert werden können.

Die wirklich zutreffende Bezeichnung für „Konzentrationslager" ist „Vernichtungslager". Alles ist dort darauf ausgerichtet, Leben zu vernichten. Es gab und gibt Vernichtungslager überall auf der Welt. Wer in den Lagern

Hitlerdeutschlands nicht gleich nach der Ankunft in den Gaskammern umkam, wurde als Zwangsarbeiter einem Kampf ums Überleben ausgeliefert, der systematisch auf die Zerrüttung der Persönlichkeit und die Vernichtung des Lebens angelegt war. Als Erstes verloren die Eingelieferten all ihre mitgebrachte Habe, ihre Kleidung, sogar ihre Haare; nur ihr buchstäblich nacktes Leben wurde ihnen vorläufig gelassen. Fortan figurierten sie im Lager nur noch mit ihrer Häftlingsnummer. Mit andauernder brutaler Gewalt wurden sie zu Schwerarbeit angetrieben, die sie, der Hitze und Kälte schutzlos ausgesetzt, hungernd und mit primitivem Werkzeug leisten mussten. Unterernährung und katastrophale hygienische Verhältnisse im Lagergelände und in den Baracken rafften die geschwächten Insassen mit Krankheiten dahin. Gegen Ende des Krieges erlagen viele einer Fleckfieberepidemie – einer Krankheit, die durch Läuse, Flöhe, Milben und Zecken übertragen wird und bezeichnenderweise auch Kriegs- oder Hungertyphus genannt wird, obwohl nur einige Symptome dem Typhus gleichen.

In den Lagern wurden die persönlichen, die seelischen Ressourcen der Häftlinge systematisch untergraben. Jeder und jede war sozial und von der Außenwelt völlig isoliert, erhielt keinerlei Nachricht darüber, ob die Verwandten und Nahestehenden noch lebten, was in der Welt außerhalb des Lagers geschah und wie der Krieg verlief. Man war widersprüchlichen Gerüchten ausgeliefert, und niemand wusste, wie lange die Lagerhaft dauern und ob sie überhaupt einmal enden würde.

„Die Existenz des Häftlings in Konzentrationslagern lässt sich definieren als ‚Provisorium ohne Termin", schreibt Frankl. All diese Umstände, fasst er zusammen, hätten die Menschen zum „willenlosen Objekt einer Ausrottungspolitik" gemacht. Frankl fährt fort: „Der Mensch im Konzentrationslager, sofern er sich nicht in einem letzten Aufschwung des Selbstwertgefühls dagegen stemmt, verliert das Gefühl, überhaupt noch Subjekt zu sein, geschweige denn ein geistiges Wesen mit innerer Freiheit und persönlichem Wert. Er erlebt sich selbst nur mehr als kleinsten Teil einer großen Masse, sein Dasein fällt herab auf das Niveau eines Herdendaseins." Wie aber ist ein letzter „Aufschwung des Selbstwertgefühls" möglich?

Frankl hat es selbst erfahren und weiß: In einer extrem lebensbedrohlichen Situation mobilisiert der Mensch alle verfügbaren Kräfte für das nackte Überleben. „Bei der überwiegenden Mehrzahl des durchschnittlichen Lagerhäftlings wirkt sich das Sich-Konzentrieren-Müssen auf die ständig infrage gestellte simple Lebenserhaltung in einer radikalen Entwertung all dessen aus, was diesem exklusiven Interesse nicht dient." Mit anderen Worten: Wenn ein Mensch sein Leben bedroht sieht, reduziert er sich selbst weitestgehend auf ein biologisches Lebewesen, das sein biologisches Leben retten will. Für geistige Interessen bleibt keine Kraft.

Im Konzentrationslager gab es zwei Ausnahmen: das Interesse für die politische Entwicklung, das allerdings kaum befriedigt werden konnte, und das religiöse Interesse. Frankl erinnert sich an improvisierte Gottesdienste, „wie wir sie im Winkel einer Lagerbaracke erleben konnten oder in einem finsteren, versperrten Viehwaggon, in dem wir von einer entfernter gelegenen Baustelle, müde, hungrig, frierend in unseren durchnässten Fetzen nach der Arbeit ins Lager zurückgebracht wurden." Gelegentlich gab es auch Theater- und Kabarettvorstellungen, vereinzelt wurde gesungen. Auch Humor konnte einen über die trostlose Realität hinausheben – „freilich", schreibt Frankl, „nur in Ansätzen, und wenn, dann natürlich nur für Sekunden oder Minuten."

Wie können Menschen unter diesen Bedingungen einen dauerhaften inneren Halt finden und daraus die Lebenskraft zum Durchhalten schöpfen? Ein menschliches Leben am Rand der Vernichtung, das alle Kräfte auf den Kampf um Nahrung und Schutz vor physischen Bedrohungen konzentriert, führt früher oder später in völlige Verrohung oder endet in Apathie und Resignation. Man lässt sich fallen, und wer sich fallen lässt, ist der Vernichtung ausgeliefert. Der geistige Tod ist sozusagen der Vorläufer des physischen Todes. Frankl ist überzeugt: „Ein Leben, dessen Sinn damit steht und fällt, dass man mit ihm davonkommt oder nicht, ein Leben also, dessen Sinn von Gnaden eines solchen Zufalls abhängt, solch ein Leben wäre nicht eigentlich wert, überhaupt gelebt zu werden."

Gibt es eine Alternative dazu? „Ist der Mensch wirklich nichts mehr als das zufällige Resultat seiner leiblichen Konstitution, seiner charakterologischen Disposition und seiner gesellschaftlichen Situation?", fragt Frankl. „Zeigt sich an den seelischen Reaktionen des Menschen auf die besondere, die sozial bedingte Umwelt des Lagerlebens tatsächlich, dass er den Einflüssen dieser Daseinsform, denen er gezwungenermaßen unterstellt ist, sich gar nicht entziehen kann?" Frankls Antwort ist klar: Seine eigenen Erfahrungen im Lager hätten ihm gezeigt, „dass der Mensch sehr wohl auch anders kann". Er habe zwar wenige, aber genügend Beispiele erlebt, die verdeutlichten, „dass man dem Menschen im Konzentrationslager alles nehmen kann, nur nicht die letzte menschliche Freiheit, sich zu den gegebenen Verhältnissen so oder so zu verhalten."

Sich „so oder so zu verhalten" heißt, sich für etwas zu entscheiden und danach zu handeln. „In letzter Sicht erweist sich das, was mit dem Menschen innerlich geschieht, was das Lager aus ihm als Menschen scheinbar ‚macht', als das Ergebnis einer inneren Entscheidung", schreibt Frankl.

„Grundsätzlich also kann jeder Mensch (…) entscheiden, was – geistig gesehen – im Lager aus ihm wird: ein typischer ‚KZler' – oder ein Mensch, der auch hier noch Mensch bleibt und die Menschenwürde bewahrt."

Wie aber findet ein Mensch unter lebensfeindlichen Umständen die Kraft, diese Freiheit zu nutzen, von der Frankl schreibt? Wie kann er es schaffen, sich den zerstörerischen Kräften zu verweigern, sich über das primitive, nur vegetative Leben zu erheben und einen geistigen Halt zu finden?

Im Lager sind nur die befohlenen Tätigkeiten möglich. Es bleibt grundsätzlich kein Platz, mit sinnvoller, kreativer oder karitativer Tätigkeit Kraft zu gewinnen. Ebenso wenig ist es, mit seltenen Ausnahmen, möglich, im Genuss der Schönheiten der Natur, von Kunst, Musik, Literatur oder in sportlichen Leistungen Halt zu finden. Halt findet ein Mensch in einer solchen Situation nur in seinem Innern. Der Apostel Paulus schrieb in einem Brief an die zerrissene Christengemeinde in Korinth: „Nun aber bleiben Glaube, Hoffnung, Liebe, diese drei; aber die Liebe ist die größte unter ihnen." Dies entspricht auch Frankls eigener Erfahrung, wenn er schreibt: „Das erste Mal in meinem Leben erfahre ich, (…) dass Liebe irgendwie das Höchste ist, zu dem sich menschliches Dasein aufzuschwingen vermag." Und: „Ich erfasse, dass der Mensch, wenn ihm nichts mehr bleibt auf dieser Welt, selig werden kann (…), im Innersten hingegeben an das Bild des geliebten Menschen."

Für Frankl war dieser geliebte Mensch seine Ehefrau. Sie wurden zusammen deportiert, im KZ getrennt. Er wusste nichts über ihr Schicksal. Sie starb kurz nach der Befreiung, ohne dass sie sich noch begegnet waren. Doch offenbar war die Ungewissheit nicht entscheidend für seine Erfahrung der Kraft der Liebe. „Wenn ich damals gewusst hätte, meine Frau ist tot, ich glaube, diese geistige Zwiesprache wäre genauso intensiv gewesen und genauso erfüllend."

Dieselbe Kraft kann man auch aus einem starken Glauben schöpfen – und unter Umständen aus der Hoffnung. Ein Ereignis gegen Ende des Zweiten Weltkriegs zeigt allerdings auch, was geschehen kann, wenn Hoffnung zerstört wird: Die erwähnte Fleckfieber-Epidemie im Winter 1944/1945 führte nach Weihnachten plötzlich zu einem Massensterben. Zuvor hatten die meisten Häftlinge gehofft, von den heranrückenden alliierten Truppen befreit zu werden und an Weihnachten wieder zu Hause zu sein. Als sich dies als Illusion erwies, berichtet Frankl, „bemächtigte sich der Lagerinsassen jene allgemeine Mutlosigkeit und Enttäuschtheit, deren gefährlicher Einfluss auf die Widerstandskraft der Häftlinge sich eben auch in diesem Massensterben zu jener Zeit erwies."

Damals wurde Frankl als Arzt in ein kleines Lager überführt, in das Kranke abgesondert und dort minimal versorgt wurden. Die meisten starben. Hier half er den Mithäftlingen, sich „das Warum ihres Lebens, ihr Lebensziel bewusst zu machen". Vor allem ging es darum, den Sinn des Leidens zu suchen, in das ihre hoffnungslose Lage sie getrieben hatte. Dabei kehrte Frankl die meist übliche Fragestellung um: Die Leidenden sollten sich nicht mehr fragen, was sie vom Leben erwarten, sondern was das Leben von ihnen erwartet. Leben heiße letztlich nichts anderes, schreibt er, als Verantwortung zu tragen „für die Erfüllung der Aufgaben, die jedem Einzelnen das Leben stellt, für die Erfüllung der Forderung der Stunde". Wenn einem Menschen aber nichts anderes mehr bliebe als Leid, so könne er nur noch darin seine einmalige Lebensaufgabe finden, dieses Leid aufrecht und mit Würde zu durchleiden. „Für uns waren solche Gedanken das einzige, was uns noch helfen konnte."

Ich weiß, dass auch heute viele Menschen in Extremsituationen leben, die den von Frankl erlebten gleichen. Wie viele oder wie wenige durch die Mobilisierung geistiger Kräfte weiterleben können, muss ich offenlassen. Ich habe Frankl so ausführlich zitiert, weil er persönlich Erlebtes berichtet und exemplarisch formuliert, was möglich ist. Aus der Perspektive des Meikirch-Modells war das persönlich erworbene Potenzial für Frankl essenziell, da es ihm die Kraft gab, in einer Extremsituation zu überleben.

Für meine Person und für die meisten Menschen stellt sich zum Glück die Frage nach dem Sinn des Lebens nicht in dieser radikalen Weise. Doch sie stellt sich an jedem Tag für jeden und jede, und die Antwort ist wichtig für die Gestaltung unseres Lebens und auch für unsere Gesundheit.

2.3 Den Sinn des Lebens im „gewöhnlichen" Leben suchen

Die meisten von uns müssen oder vielmehr dürfen glücklicherweise den Sinn des Lebens im „gewöhnlichen" Leben suchen.

In einem mit Familie, Arbeit, Freizeit und gesellschaftlichen Kontakten erfülltem Leben fragt man in der Regel nicht nach dem Sinn, denn er ergibt sich von selbst. All diese Beziehungen und Aktivitäten können einem sinnvoll erscheinen, ohne dass man sich fragt, warum. Auch Probleme kann man in Kauf nehmen, solange man Lösungen findet oder mit ihnen leben kann. Was aber, wenn plötzlich etwas einbricht, das alles infrage stellt – eine Krankheit, ein Unfall, der Tod eines Kindes oder Ehepartners –, wenn das soziale Beziehungsnetz zerreißt und man gezwungen ist, auf eine völlig neue, unsichere, schmerzhafte oder widrige Art ein anderes Leben zu führen? Oder wenn man pensioniert wird und es einem nicht gelingt, den Alltag neu zu strukturieren? Wenn der Sinn, den man in der Arbeit gefunden hat, wegfällt? Wenn sich durch die dauernde Nähe des Ehepartners Probleme des Zusammenlebens nicht mehr überspielen lassen? Wenn die viele Freizeit nicht mehr Genuss, sondern Leere wird?

In existenziellen Krisen brauchen wir Einsichten, die über die unmittelbare Gegenwart hinausgehen. Wir können sie in der Kunst finden, in der Literatur, der Philosophie, der Religion oder in spirituellen Erfahrungen. Und letztlich auch in der Auseinandersetzung mit dem Tod. Viele große geistige Leistungen, Erfindungen, Kunstwerke haben ihren Ursprung in existenziellen Krisen. Oft ist es eine Not, aus der eine zündende Idee entsteht. Sie öffnet neue Perspektiven, richtet den Blick in die Zukunft, schafft Selbstvertrauen und gibt Halt. Es muss keine persönlich erlebte Not sein. Das Meikirch-Modell und somit dieses Buch, das Sie in den Händen halten, sind entstanden aus meiner Erfahrung, dass es im Gesundheitswesen nicht weitergehen kann wie bisher und eine grundlegende Neubesinnung notwendig ist.

Es gibt auch scheinbar undramatische Notsituationen. Eintönige, harte, widerwärtige Arbeit, um den Lebensunterhalt zu verdienen, kann eine dauernde unterschwellige Not sein. Auf die Länge ist sie nur erträglich, wenn man darin einen Sinn erkennen kann, der jenseits der ausgeführten Tätigkeit liegt. Vielleicht ist es die Einsicht, dass die eigene Arbeit ein unerlässlicher Beitrag zu einem sinnvollen Ganzen ist. In der nicht immer leichten Altenpflege kann dies zum Beispiel die Überzeugung sein, den Betreuten glückliche Tage zu verschaffen. Oder in der Fließbandarbeit das Wissen, dass man zur Herstellung eines sinnvollen Produkts beiträgt. Und schließlich kann auch die Verwendung des Lohnes der Arbeit einen Sinn geben, mit Blick auf ein erfülltes Familienleben zum Beispiel.

Die Antwort auf die Frage nach dem Sinn des Lebens wird für ein Individuum nie endgültig gegeben sein. Sie wandelt sich im Verlauf der Lebenszeit. Die biologische Entwicklung und vor allem die persönlichen Erfahrungen und Lernprozesse in den aufeinanderfolgenden Lebensphasen tragen zu dieser Wandlung bei. Im Lauf der Entwicklung der eigenen Identität stellt sich die Sinnfrage immer wieder neu. Ich habe dies in Abb. 2.2 dargestellt.

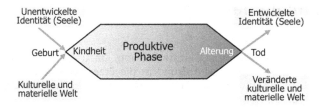

Abb. 2.2 Der Lebenslauf eines Menschen kann als fortlaufende Wechselwirkung einer anfänglich unentwickelten Identität mit einer kulturellen und materiellen Welt verstanden werden. Durch den Tod trennen sich die beiden Einflusssphären wieder

Die in der Abb. 2.2 dargelegte Sichtweise führt zu zwei zentralen Lebensfragen, die zu einer Antwort auf den Sinn des Lebens führen können:

1. Wie soll meine Identität (Seele) an meinem Lebensende aussehen?
2. Welchen Beitrag zur kulturellen und materiellen Welt will ich an meinem Lebensende geleistet haben?

Viele Menschen betrachteten die Besiedlung neuer Lebensräume als wesentlichen Beitrag zur materiellen und kulturellen Welt. In der neueren Zeit hat das Erforschen der Welt und der Naturgesetze, die sie bestimmen, zu großartigen wissenschaftlichen und technologischen Fortschritten geführt, die Menschen bis auf den Mond gebracht haben. In absehbarer Zeit werden die Folgen der Klimaerwärmung dem Menschen jedoch Grenzen setzen, und darauf scheint er sich in seiner kulturellen Entfaltung noch nicht eingestellt zu haben.

Wie bereits dargestellt, begreift das Meikirch-Modell den Menschen als biologisches und als geistiges Wesen. Der Mensch hat die Aufgabe, eine Persönlichkeit zu entwickeln und seinem Leben fortlaufend einen Sinn zu geben. Das Zusammenspiel des biologischen und des geistigen Aspekts der menschlichen Existenz ist Voraussetzung für Gesundheit. Um dieses Zusammenspiel besser zu verstehen, möchte ich im nächsten Kapitel ein Konzept vorstellen, das den Menschen als komplexes adaptives System versteht. Dieser Begriff scheint zunächst sehr abstrakt zu sein. Doch worum es geht, ist etwas sehr Lebendiges!

2.4 Zusammenfassung

- Ziel jeder Art von Leben ist Selbsterhaltung. Dazu gehört die Eroberung des Lebensraumes. Aus diesem Grund ist die Erzeugung von Nachkommen bei allen Lebewesen, einschließlich des Menschen, ein hochwirksamer biologischer Prozess.
- Die Fortpflanzungsfähigkeit ist unabhängig davon, wie viele Nachkommen der entsprechende Lebensraum aufnehmen und erhalten kann. Deshalb gibt es immer am Rande eines Lebensraumes viele lebensschwache Kreaturen. Dies gilt in der ganzen Tragik auch für den Menschen.
- Der Mensch ist aber nicht nur ein biologisches, sondern auch ein geistiges Lebewesen. Für sein Leben und seine Gesundheit ist es entscheidend, dass er in seinem Leben einen Sinn sieht.
- Es gibt nicht nur ein physisches, sondern auch ein geistiges Leben. Dementsprechend gibt es nicht nur einen physischen Tod, es gibt auch einen geistigen Tod. Er tritt ein, wenn ein Mensch seine Selbstachtung, Würde, Werte und das geistige Leben aufgibt.
- Die geistigen Lebenskräfte können das biologische Leben positiv beeinflussen und die Gesundheit stärken. Sie sind entscheidend, um lebensbedrohende Situationen durchzustehen. Und sie können gerade auch in Notsituationen große kreative Leistungen auslösen.

3

Komplex Adaptives System (KAS) – Zauberformel für Gesundheit?

Inhaltsverzeichnis

> Wie ein abstrakter Begriff helfen kann, konkrete Probleme zu lösen. Wie fünf Komponenten und ihr Zusammenwirken den Menschen befähigen, seine Gesundheit zu erhalten. Warum die Balance zwischen Chaos und Ordnung dabei wichtig ist, und warum all dies uns zu mehr Selbstbestimmung führt.

„Wir sehen in den folgenden Vorlesungen die Lebewesen als chemische Maschinen an, welche wesentlich aus kolloidalem Material bestehen, und welche die Eigentümlichkeit besitzen, sich automatisch zu entwickeln, zu erhalten und fortzupflanzen. Es spricht nichts gegen die Möglichkeit, dass den technischen und experimentellen Naturwissenschaften auch die künstliche Herstellung lebender Maschinen gelingen wird."

© Springer-Verlag GmbH Deutschland, ein Teil von Springer Nature 2019
J. Bircher, *Die verlorene Hälfte der Medizin*, https://doi.org/10.1007/978-3-662-59639-5_3

Dies erklärte der seinerzeit berühmte Biologe, Physiologe und Mediziner Jacques Loeb im Jahr 1902 den Hörern einer Gastvorlesung an der Columbia University in New York (*Vorlesungen über die Dynamik der Lebenserscheinungen*. Verlag Johann Ambrosius Barth, Leipzig 1906). Loeb, 1859 geboren und 1924 gestorben, hatte die Grundlagen seiner wissenschaftlichen Karriere in Deutschland erworben, er lehrte und forschte seit 1891 an den führenden medizinischen Forschungsinstituten der USA. Sein Fernziel war, „die Vorgänge der Entwicklung, Selbsterhaltung und Fortpflanzung technisch zu beherrschen".

Was Loeb jedoch nicht bedachte, ist: Der Mensch funktioniert nicht wie eine mechanische Maschine. Der Mensch hat, wie jedes andere Lebewesen, eine entscheidende Fähigkeit, die einer Maschine fehlt: Er kann sich an veränderte Lebensbedingungen anpassen. Der Mensch ist ein *komplexes adaptives System*, abgekürzt KAS. Was darunter zu verstehen ist, werde ich in diesem Kapitel näher erläutern.

Der Mensch besitzt zudem eine entscheidende Eigenschaft, die andere Lebewesen nicht haben: Er kann sich nicht nur instinktiv an veränderte Bedingungen und Anforderungen anpassen, sondern – in unterschiedlich weiten Grenzen – auch bewusst und willentlich.

Manchmal tut er dies gefühlsbestimmt, manchmal aufgrund von rationalen Überlegungen, oft spielt beides eine Rolle. Der Mensch hat, in den Begriffen des Meikirch-Modells ausgedrückt, nicht nur ein biologisch gegebenes Potenzial, sondern – ebenso wichtig – auch ein persönlich erworbenes. Das persönlich erworbene gibt ihm die Möglichkeit, zu überlegen und persönlich zu entscheiden. Beide Arten von Potenzialen zusammen ermöglichen es dem Menschen, den komplexen Anforderungen eines ganzen Menschenlebens als Individuum zu genügen und zu überleben.

Die wissenschaftlichen Grundlagen von Loebs Thesen beschränkten sich auf Chemie und Physik. Die Erkenntnisse der Kybernetik, entscheidend für die verblüffenden Leistungen in der Biotechnologie, den Computerwissenschaften, der Robotik und in der biologischen Medizin, standen ihm noch nicht zur Verfügung. Wird es mit den Mitteln dieser Wissenschaften irgendwann möglich sein, „lebende Maschinen" herzustellen? Dies würde auch bedeuten, dass es möglich sein wird, Krankheiten auszuschließen, indem man diejenigen Mechanismen ausschaltet, welche der Maschine schaden.

Loebs Darlegungen folgten einer Richtung, die damals in den Naturwissenschaften neu war und einen großen Teil der Forschungen und Überlegungen in Beschlag nahm. Es ist die materialistische Denkweise, die bis heute weiterwirkt und einen großen Teil des gegenwärtigen Gesundheitswesens mehr und mehr bestimmt. Vieles von dem, was er und manche der damals an der Front des Wissens forschenden Kollegen voraussagten, ist heute Realität. Deshalb kann man in Loeb einen der Urväter der heutigen biologisch ausgerichteten Medizin sehen. Ihr verdanken wir unverzichtbare Heilmittel wie Antibiotika, deren Erforschung nach der Entdeckung der bakterientötenden Wirkung von Schimmelpilz 1928 durch Alexander Fleming vorangetrieben wurde. Auch diese Entwicklungen basierten auf Chemie und Physik. Heute kommen mit der Kybernetik, der Informatik und der Robotik drei wichtige Fachgebiete hinzu. Auf den rasch fortschreitenden Errungenschaften dieser Wissenschaften basiert zum Beispiel die *Precision Medicine,* die Präzisionsmedizin, auch *Personalisierte Medizin* genannt, die nach den Voraussagen ihrer Vertreter das ganze Gesundheitswesen revolutionieren soll.

Nach dem bisher Geschriebenen muss ich wohl nicht betonen, dass ich diese Überzeugung mit Vorsicht zur Kenntnis nehme. Der Mensch ist ein Wesen, das auf andere, sehr viel kompliziertere Weise funktioniert und reagiert als eine mechanische Maschine. Die Theorie des KAS liefert die wissenschaftliche Grundlage zu meiner Überzeugung.

3.1 Der lange Weg zu einem tieferen Verständnis der Gesundheit

Ein langer Weg führte mich dazu, die Bedeutung meiner Definition der Gesundheit zu verstehen. Während meiner Berufsjahre habe ich mich mit den Problemen der Medizin beschäftigt und ein gutes Dutzend Jahre intensiv mit der Entwicklung des Meikirch-Modells verbracht. Auf diesem Weg haben mich ungelöste Fragen immer wieder ins Stocken gebracht, und immer wieder hat eine neue Erkenntnis weitergeholfen. Nach meiner Pensionierung wollte ich neu verstehen und definieren, was Gesundheit ist. Dazu musste ich mich der Frage stellen, was Leben bedeutet. Und dann musste ich verstehen, dass Gesundheit und Krankheit nicht nur von den biologisch gegebenen und den persönlich erworbenen Potenzialen des Individuums abhängen. In meiner ärztlichen Tätigkeit hatte ich mich lange als eine Person betrachtet, die das Leiden eines Patienten als eine „Störung" zu lösen hilft, welche vorwiegend das Individuum betrifft. Während meiner Arbeit am Meikirch-Modell wurde mir klar, dass diese Sichtweise für ein gründliches Umdenken in der Gesundheitsversorgung nicht genügt.

Mein Unbehagen an dem ausschließlich individualistischen Ansatz bestand schon lange. Schließlich hatte bereits mein Vater in seiner Praxis immer die gesellschaftlichen Lebensumstände seiner Patienten in die

Betreuung miteinbezogen. Doch der Anstoß, den gesellschaftlichen und dazu auch den ökologischen Aspekt auf wissenschaftlicher Basis in das Meikirch-Modell einzubauen, kam von außen. Ich hatte einen Fachartikel über den damaligen Stand des Meikirch-Modells zur Publikation eingereicht, der von Dr. Shyama Kuruvilla, einer international tätigen Sozialmedizinerin, kritisiert worden war. Ich suchte das Gespräch mit ihr, um ihre Einwände besser zu verstehen. Sie arbeitete damals in Genf. Wir trafen uns in der informellen Atmosphäre einer Hotelbar und sprachen über den wissenschaftlichen Hintergrund der Sozialmedizin. Mir wurde definitiv klar, dass die biologisch gegebenen und die persönlich erworbenen Potenziale nur dann ausreichen, um die Anforderungen des Lebens zu erfüllen, wenn auch die sozialen und ökologischen Voraussetzungen dafür gegeben sind. Ich musste also diesen Aspekt in das Meikirch-Modell einbeziehen, damit es ein sinnvolles Ganzes wird, das sich in der Praxis bewährt. Auf dieser Basis schrieben wir einen ersten gemeinsamen wissenschaftlichen Artikel darüber. Shyama Kuruvilla vertrat darin die sozialmedizinische Betrachtungsweise und ich die individualmedizinische.

Es zeigte sich, dass zwischen diesen beiden Bereichen Spannungen bestehen, denn die Denkweisen sind grundsätzlich verschieden. Sozialmediziner betrachten nicht das individuelle Leiden eines Patienten, sondern Gruppen von Menschen, die zum Beispiel hungern, unter schlechten hygienischen Verhältnissen leben, Seuchen unterworfen sind. Sie beschäftigen sich mit Statistiken über Lebensdauer und Lebenserwartung unter bestimmten sozialen und ökologischen Gegebenheiten und mit den Möglichkeiten, hier zu helfen. Sozialmedizinische Betrachtungen verlangen eine andere Denkweise als individualmedizinische, was mich einige schlaflose Nächte kostete. Die Aufgabe, die ich mir gestellt hatte, die beiden Aspekte für das Meikirch-Modell unter einen Hut zu bringen, war mit unserer gemeinsamen Publikation ein großes Stück weitergekommen (Bircher, J., Kuruvilla, S.: *Defining health by addressing individual, social, and environmental determinants: New opportunities for health care and public health.* Journal of Public Health Policy. 2014, 35(3), S. 363–86).

3.2   Das KAS-Konzept

Das Meikirch-Modell basiert auf wissenschaftlichen Grundlagen. Ziel ist jedoch die praktische Umsetzung. Dafür braucht es griffige Handhaben. Für mich lautete deshalb die Frage: Auf welche Weise kann ich die theoretischen Erkenntnisse in der Praxis anwenden? Eine Antwort fand ich in der

Theorie des KAS, in der englischen Fachsprache *Complex Adaptive System,* auch CAS.

Paradoxerweise besteht diese praktisch anwendbare Theorie aus vielen mathematischen Formeln. Ihre Abstraktheit hat aber den Vorteil, dass sie auf die verschiedensten praktischen Bereiche angewandt werden kann: in der Biologie, den Wirtschaftswissenschaften, den Gesellschaftswissenschaften, der Ökologie und auch in der medizinischen Forschung, etwa wenn es um die Funktion des Immunsystems oder des Gehirns geht. Sie macht es möglich, schwer durchschaubare und komplexe Situationen und Prozesse besser zu verstehen und von ihnen zu lernen, wie sich der Mensch im Laufe des Lebens verändern und doch er selbst bleiben kann.

Das Konzept des KAS wird vorwiegend von Naturwissenschaftlern und Ingenieuren benutzt. Geisteswissenschaftler haben Mühe, die Formelsprache zu verstehen. Für das Meikirch-Modell ist die Theorie des KAS von großer Bedeutung. Sie ermöglicht es, den Menschen als biologisches und als geistiges Wesen zu betrachten, und trägt dazu bei, das Zusammenspiel von biologisch gegebenen und persönlich erworbenen Potenzialen besser zu verstehen. In diesem Zusammenhang wurde die Theorie des KAS meines Wissens bisher nicht angewandt.

Ausgearbeitet wurde das Konzept des KAS in den Jahren nach 1984 im interdisziplinären *Santa Fe Institute* im US-Staat New Mexico, einem auf privater und gemeinnütziger Basis gegründeten Grundlagenforschungsinstitut. In den Bergen hinter Santa Fe liegt das Waffenlabor Los Alamos. Dort war in den Jahren 1943 bis 1945 von weltberühmten Physikern und hervorragenden Ingenieuren die erste Atombombe gebaut worden. Noch heute arbeiten in Los Alamos führende Wissenschaftler an neuen Vernichtungswaffen, vermehrt aber auch an zivil nutzbaren Zukunftstechnologien. Dabei haben einige der in der Waffenforschung tätigen Wissenschaftler maßgeblich an der Entwicklung der Theorie des KAS mitgearbeitet – einer Theorie, die die Bedingungen des Überlebens eines Lebewesens ebenso beschreiben kann wie dessen Vernichtung.

Manche Mitarbeiter in Los Alamos arbeiten in der Waffenforschung, weil sie ihren Lebensunterhalt verdienen müssen und es an den Universitäten zu wenige Forschungsmöglichkeiten in ihrem Fachgebiet gibt. Um sie im Labor von Los Alamos bei der Stange zu halten, bekommen sie das Recht, einen Teil ihrer Arbeitszeit und das Labor für eigene Grundlagenforschung zu verwenden. Ich denke, dass die meisten Menschen sich grundsätzlich für den Erhalt und nicht für die Vernichtung von Leben engagieren wollen. Deshalb vermute ich, dass die Forscher in der Entwicklung der Theorie des KAS einen Ausgleich zu ihrer notgedrungenen Brotarbeit fanden.

So gesehen ist die Entstehung der Theorie des KAS selbst ein Beispiel dafür, wie ein KAS funktioniert. Man kann einen Forscher, der sich
in einer beruflich und persönlich unbefriedigenden Situation befindet, als
ein KAS betrachten, das unter Stress steht. Der Stress entsteht durch verschiedene und teils widersprüchliche Faktoren: Forscherdrang, ethische
Überzeugungen, persönliche und berufliche Lebensziele usw. Die Herausforderung, an einer faszinierenden und bedeutenden Theorie mitzuwirken, bietet einen Ausweg aus den stressbildenden Konflikten. Sie wird
als sinnvolle Tätigkeit erlebt und beflügelt die intellektuelle Kreativität.
Die Forscher haben sich – im Sinne eines KAS – an die unbefriedigende
Situation adaptiert, also angepasst. Aber nicht, indem sie resigniert haben,
sondern durch eine Handlungsweise, welche ihre Situation in kreativer
Weise verändert hat. Das Resultat war eine unter Wissenschaftlern weltweit
anerkannte und vielseitig anwendbare Theorie.

3.2.1 Die Rettung von „Kriegsversehrten" im Ameisenstaat – ein Beispiel für ein KAS

Ein verblüffendes und anschauliches Beispiel für ein KAS fand ich in der
Welt der Ameisen. Es geht dabei um die Rettung von „Kriegsversehrten" im
Ameisenstaat.

In den afrikanischen Savannen lebt die Ameisenart *Megaponera analis,* die
sich von Termiten ernährt. Hat ein Späher eine Stelle entdeckt, an der Termiten ihr Futter holen, kehrt er stracks zurück zum Nest seiner Artgenossen.
In kürzester Zeit scharen sich mehrere hundert Krieger um ihn und folgen
ihm in Kolonnenformation in die Nähe ihrer Beute. Dort umringen sie den
Späher, als ob sie einen Befehl erwarten würden, dann schwärmen sie aus
zum Angriff auf die Termiten, die sich unter einer dünnen Erdschicht ihre
Nahrung beschaffen. Die Termiten werden beschützt von kräftigen Soldaten
mit scharfem Mundwerkzeug. Es kommt zu einem Kampf, den die Ameisen
meist gewinnen. Doch einige ihrer Krieger verlieren dabei Beine oder Fühler.

Nach der Schlacht versammeln sich die Sieger wieder am Ausgangspunkt
des Angriffs und kehren, beladen mit den getöteten Termiten, in ihr Nest
zurück. Doch nicht nur Termiten tragen sie – auch verletzte Krieger! Diese
haben einen übelriechenden Drüsensaft ausgeschieden, der das Helferverhalten auslöst. Termiten, die sich an den Ameisenbeinen festgebissen
haben, werden entfernt. Schwerverletzte Ameisen aber, die wenige Überlebenschancen haben, werden auf dem Schlachtfeld zurückgelassen. Die
Ameisen machen also, wie die Menschen in Kriegen und bei Katastrophen,

eine Triage. Sie unterscheiden zwischen hoffnungslosen und leichteren Fällen. Die verletzten Krieger, die ins Nest geschafft werden, erholen sich dort, lernen wieder gehen und ziehen in die nächste Schlacht, selbst wenn ihnen zwei Beine oder ein Fühler fehlen.

Betrachten wir dieses Verhalten in den Begriffen eines KAS: In einem KAS wirken mehrere dem Ganzen untergeordnete Einheiten sinnvoll mit- und ineinander.

- Die Ameisenkolonie als Ganzes ist ein komplexes **System,** bestehend aus der Königin, der Brut, den Arbeitsameisen und den Soldaten. Jede dieser Gruppen hat eine klare Funktion und eine oder mehrere Aufgaben, die dem Ganzen, der Kolonie, dienen. Jede trägt auf ihre Weise fortlaufend zum Leben und Fortbestehen der Kolonie bei, dabei ist jede auf die andere angewiesen. Ohne Königin gibt es keine Brut, ohne Brut keine Nachkommen, ohne Arbeitsameisen kein Nest und keine Brutpflege und ohne die Soldaten keine Nahrung und keinen Schutz vor Feinden.
- Die Energie, die dieses System aufrechterhält, ist der Lebenswille der Ameisen. Lebenswille ist jedem lebenden System von Natur aus als Treiber mitgegeben.
- Jede der spezialisierten Gruppen bildet ihrerseits ein System, das dem übergeordneten System der Kolonie untergeordnet ist. Und jede Ameise der Gruppe hat ihre Funktion und Aufgabe, welche der eigenen Existenz und der Existenz der Kolonie dient. In unserem Beispiel haben die Späher unter den Soldaten eine besondere Aufgabe. Ohne sie wissen die Krieger nicht, wo sie ihre Beute erobern können, und die Kolonie erhält keine Nahrung.
- Jede Ameise ist für sich genommen wiederum ein System, bestehend aus einem Körper mit Gliedern und Organen, von denen jedes eine Funktion und Aufgabe hat, damit die Ameise leben und ihre Aufgabe in der Gruppe und in der Kolonie erfüllen kann.
- Analog hierzu können wir auch die Termitenkolonie als System mit seinen Untersystemen betrachten.
- Auch die Ameisen und Termiten zusammengenommen bilden in ihrem Existenzkampf ein System, in welchem das eine Untersystem, die Ameisen, die Existenz des anderen Untersystems, der Termiten, bedrohen, um selbst überleben zu können. Die Termiten ihrerseits schützen mit ihren Soldaten so gut wie möglich ihre eigene Existenz.
- Sowohl die Ameisen als auch die Termiten leben in demselben übergeordneten System, der Savanne. In diesem gemeinsamen ökologischen System finden die beiden Kolonien ihre Lebensgrundlagen.

In diesem System gibt es wiederum viele untergeordnete Systeme, deren Zusammenspiel den Termiten wie auch den Ameisen die Chance bietet, zu leben und sich fortzupflanzen.

- Es ist offensichtlich, dass das Funktionieren der einzelnen Systeme und ihr Zusammenspiel **komplex** ist, also von vielen Funktionen und Bedingungen abhängt, die erfüllt sein müssen, damit die Ameisen und die Termiten überleben können. Warum aber sprechen wir von einem komplexen **adaptiven** System? „Adaptiv" heißt, dass das System sich innerhalb gewisser Grenzen an sich wandelnde oder wechselnde Bedingungen anpasst. Ich greife aus unserem Beispiel drei Aspekte heraus:

- Die Ameisen haben im Verlauf ihrer Evolution und aus dem kargen Nahrungsangebot der Savanne die Termiten als ideale Vollnahrung entdeckt und eine Strategie entwickelt, sich diese zu holen. Die Termiten haben mit der Nahrungsbeschaffung knapp unterhalb der heißen Erdoberfläche ebenfalls eine Überlebensmöglichkeit gefunden. Zudem haben sie auf die Angriffe der Ameisen reagiert, indem sie zum Schutz ihrer Arbeiterschaft bei der Nahrungsbeschaffung Soldaten aufgestellt haben. Die beiden Systeme haben sich also an ihre Umwelt und an das Verhalten des jeweils anderen angepasst.

- Wenn sich das System Umwelt verändert, wenn zum Beispiel die Savanne durch klimatische Einflüsse zur Wüste wird, genügen die geschilderten Anpassungen nicht mehr, um das Überleben der Spezies zu ermöglichen. Neue Anpassungen sind notwendig. Bleiben sie aus oder sind sie nicht tauglich, stirbt die Spezies aus.

- Das Überleben der Ameisenkolonie ist vom Überleben der Termitenkolonie abhängig. Ob die Termitenkolonie vom Überleben der Ameisenkolonie abhängig ist, geht aus den Berichten über die Nahrungsbeschaffung nicht hervor. Klar ist aber, dass die beiden Systeme sich durch ihr jeweiliges Verhalten gegenseitig bestimmen: Die Verteidigungsstrategie der Termiten ist auf die Angriffe der Ameisen eingestellt, die Angriffsstrategie der Ameisen auf die Verteidigungsstrategie der Termiten.

- Das verblüffendste Beispiel adaptiven Verhaltens, die Rettung der verletzten Krieger, ist das Ergebnis einer Evolution – der Anpassung an die Tatsache, dass das Volk der Megaponera analis nur sehr wenige Junge aufzieht. In einer Kolonie von bis zu 2400 Tieren schlüpfen durchschnittlich nur 13 Junge pro Tag. Wenn auf den mehrmals täglich stattfindenden Beutezügen alle Verletzten sterben würden, wäre die Kolonie nicht überlebensfähig.

3.3 Worin bestehen die allgemeinen Grundzüge eines KAS?

Die drei grundlegenden Eigenschaften sind im Begriff enthalten: Ein KAS ist ein System, das ein *komplexes,* also ein vielfältiges, vielschichtiges, unübersichtliches, vernetztes und evolutionsfähiges Ganzes ist; ein Ganzes, das sich *adaptiv* innerhalb gewisser Grenzen anpassen, verändern und entwickeln kann (Sturmberg, J. P.: *Health System Redesign.* Springer International Publishing, Cham 2018) (Abb. 3.1).

- Ein KAS ist eine autonome nach außen abgegrenzte Einheit, die im Innern aus verschiedenen Komponenten besteht, die miteinander verknüpft sind und wechselseitig aufeinander einwirken. In der Fachsprache nennt man sie *Agenten.* Dabei hat jede Komponente, also jeder Agent, eine bestimmte Funktion. Nur in einem fortwährenden Zusammenwirken unter den Agenten bewirken sie gemeinsam, dass die Einheit funktioniert und wie sie dies tut.
- Ein KAS funktioniert dank der Energie, von der es angetrieben wird. Man bezeichnet sie als *Treiber.* Bezogen auf die Gesundheit ist dieser Treiber der Lebenswille und damit auch der Wille, gesund zu sein. Diese Eigenschaft ist zunächst in jeder Art von Leben wirksam. In diesem Sinne ist dieser Treiber Teil des biologisch gegebenen Potenzials. Dieses wird im Verlauf des Lebens immer kleiner. Das persönlich erworbene Potenzial hingegen, über das der Mensch verfügt, kann während des ganzen Lebens zunehmen, wenn sich die Person darum bemüht. So muss im Laufe des Lebens der spontane biologische Lebenswille allmählich immer mehr

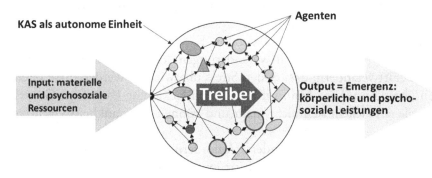

Abb. 3.1 Schema eines KAS, das auf den Menschen angewendet werden kann. Es verarbeitet die Ressourcen, um einen Output zu generieren

durch einen persönlich erworbenen Lebenswillen ergänzt werden. Wichtig dabei ist, im Leben einen ganz persönlichen Sinn zu finden. Denn Sinn ist ein starker Treiber, eine Energie, die hilft, Hindernisse zu überwinden und Schwierigkeiten zu meistern.

- Das System bildet zwar eine nach außen abgegrenzte Einheit, ist aber von diesem Außen, seiner Umwelt, nicht isoliert. Es steht dauernd im Kontakt und Austausch mit ihr, doch diese wandelt sich fortlaufend. Das System muss sich auf jede Veränderung neu einstellen. Es passt sich an, es adaptiert sich. Zu diesem Zweck muss es die Zusammenarbeit unter den Agenten umbauen. Das komplexe Zusammenspiel muss neu geordnet werden. Vielleicht müssen einige vermehrt und andere vermindert werden. Vielleicht sind einige überflüssig und müssen verschwinden, damit das System optimal reagieren kann. All dies geschieht in einem autonomen Prozess, auch wenn wir ihn in seinen Einzelheiten nicht erkennen oder begreifen.

- Einfache Systeme tun dies „automatisch". Der Treiber gibt die allgemeine Richtung an und die Agenten reorganisieren sich autonom. So entstehen die Selbstregulierungsmechanismen. Auch in uns gibt es entsprechende Vorgänge, nur sind wir etwas komplizierter als einfache Systeme. Für den Austausch mit der Umwelt – der physischen und der gesellschaftlichen – haben wir Sinnesorgane, welche die Umwelt wahrnehmen, und wir haben ein Gehirn, das die Wahrnehmungen registriert und verarbeitet. Dadurch können wir einen Teil unserer Reaktionen und unseres Verhaltens mehr oder weniger bewusst beeinflussen. Jedenfalls müssen wir sie verantworten.

- Es kann geschehen, dass die Anforderungen, die unsere Umwelt an uns stellt, derart plötzlich erscheinen oder so groß sind, dass wir sie nicht mehr adäquat bewältigen können. Das System befindet sich dann in einem Stresszustand. Übersteigen die neuen Anforderungen die Möglichkeiten der Anpassung, geht das System zugrunde. Den gegenteiligen Effekt haben günstige Umstände. Ein KAS kann sich selbst nur innerhalb bestimmter Grenzen an Veränderungen der Umwelt adaptieren, sich also derart verändern, dass es den Stress überwindet. Werden diese Grenzen überschritten, so kann im KAS eine Blockierung entstehen. Gewisse Anteile entwickeln sich nicht mehr und können als Krankheitssymptome erscheinen.

- Ein KAS passt sich an veränderte Anforderungen nach dem Prinzip von *Trial and Error*, von Versuch und Irrtum, an. Das gilt im Großen der Evolution ebenso wie im individuellen Leben. Solange ein alternativer Versuch möglich ist, besteht eine Überlebenschance. Das System probiert wiederholt verschiedene Möglichkeiten aus, von denen manche schlecht oder gar nicht funktionieren. Schließlich verfolgt es die Variante weiter, die besser funktioniert. Bewährt sie sich, geht das Leben des KAS weiter. Wenn nicht, ist es zu Ende. Versteinerungen zeigen Entwicklungslinien von Lebewesen, die plötzlich abbrechen. Die Anpassung ist ausgeblieben oder der Versuch zur Anpassung war ungenügend und ein neuer Versuch war nicht möglich. Dasselbe gilt für Gesellschaften und Kulturen, die verschwunden sind und nur archäologische Spuren hinterlassen haben. Und es gilt für Individuen, die aus einem existenzbedrohenden Problem, einer Krise, einer Krankheit keinen Ausweg finden.

- Ein KAS arbeitet nicht wie eine Uhr und ist nie vollständig und perfekt. Wenn es dies wäre, könnte es sich nicht weiterentwickeln. Es sind die Ungenauigkeiten im Austausch unter den Agenten, die den Spielraum für neue Formen der Anpassung öffnen. Sie sind auch die Voraussetzung für die Kreativität des Menschen.

3.4   Der Mensch als KAS

Der Mensch als KAS ist insofern ein Sonderfall, als er nicht nur ein biologisches Wesen ist, sondern ein Bewusstsein hat und denken kann. Das bedeutet, noch sehr allgemein gesagt:

- Der Mensch behält während des ganzen Lebens seine Identität, obwohl er sich von Geburt an bis zu seinem letzten Tag Anpassungsreaktionen unterziehen und entwickeln muss. Somit ist uns Menschen das Außerordentliche möglich: Wir können uns fortwährend wandeln und dennoch wir selbst bleiben.
- Der Mensch ist als Individuum nicht nur physisch von seiner Außenwelt abgetrennt, sondern auch geistig. Seine geistige Innenwelt ist in sich geschlossen. Zugleich steht er aber über die Sinnesorgane sowie über Sprache und Gestik im Austausch mit anderen Menschen, der kulturellen Welt und den Eindrücken der Umwelt. Dieser Austausch bewirkt, dass auch der geistige Teil des Menschen ebenso wie der physische sich laufend entwickeln, verändern und anpassen muss.
- Bei der Entwicklung eines Menschen als KAS wirken zwei verschiedenartige komplexe Bereiche mit: Körper und Persönlichkeit. Präziser und in den Begriffen des Meikirch-Modells gesagt: Der eine Bereich ist das biologisch gegebene Potenzial, der andere das persönlich erworbene. Zu Beginn des Lebens spielt das biologisch gegebene

Potenzial die vorherrschende Rolle; im Verlauf des Lebens tritt es immer mehr zugunsten des persönlich erworbenen zurück. Das persönlich erworbene Potenzial beginnt sich schon im Mutterleib zu entwickeln und setzt die Entwicklung bis zum Tod fort, besonders wenn ein Mensch sich darum bemüht.

- Im Verlauf des Lebens sind ungünstige Entwicklungen des individuellen KAS möglich, die lange oder dauernd nachwirken und das weitere Leben beeinträchtigen. Es kann ein angeborener Defekt sein, ein Trauma, die Erziehung, die Anpassung an schädliche Normen usw. Solche unglücklichen Phasen in der persönlichen Entwicklung können zu spezifischen Charaktereigenschaften, Neurosen, Geisteskrankheiten oder auch körperlichen Krankheiten führen. In der Sprache des KAS ausgedrückt: Irgendwo oder irgendwann ist eine nötige Entwicklung ausgeblieben oder in eine falsche Richtung geraten.

- Die Agenten des KAS eines Menschen sind dessen Zellen oder Organe. Ihr Zusammenspiel bestimmt den Zustand und die Entwicklung des Individuums. Eine besondere Rolle spielt dabei das Gehirn. Unter der Annahme, dass dies der Ort ist, wo geistige und seelische Prozesse stattfinden, sind die Agenten der persönlichen Entwicklung im Gehirn gespeichert. Wenn sie so zusammenarbeiten, dass das KAS den Anforderungen des Lebens genügt, heißt das: Der Mensch lebt und ist gesund.

- Das Gehirn selbst verändert sich vom Embryonalstadium bis zum Tod. Erfahrungen und Aktivitäten führen zu neuen neuronalen Verknüpfungen, verstärken angelegte Potenziale oder schwächen sie ab. Ungenutzte Fähigkeiten werden reduziert, neue Fähigkeiten können bis ins Alter erworben werden. Mit anderen Worten: Das persönlich erworbene Potenzial kann lebenslang ergänzt und angepasst werden.

- Wird eine Hirnregion durch Unfall oder Krankheit geschädigt, können unter Umständen andere Regionen und Verknüpfungen ihre Funktion teilweise übernehmen. Dies braucht aber oft längere therapeutische Anstrengungen.

- Die allgemeine Feststellung, dass ein KAS nie fehlerfrei und perfekt ist, bedeutet für den Menschen als Individuum, dass er das ganze Leben lang einerseits fehleranfällig, aber auch entwicklungsfähig bleibt. Jede Lebensphase, jedes einschneidende Ereignis führt zu neuen Unzulänglichkeiten und erfordert weitere Anpassungen des KAS.

Wie ist es möglich, dass ein System sich erhält, während es sich gleichzeitig verändert? In diesem Zusammenhang gibt es eine unerlässliche Regel: Es muss in einem Gleichgewicht zwischen Chaos und Ordnung funktionieren. Ein System in völligem Chaos ist ein Widerspruch in sich selbst. Es zerfällt. Ein System besteht erst, wenn es eine bestimmte Ordnung gibt, nach der es funktionieren kann. Wenn die Ordnung aber starr ist, zum Beispiel wie in einem Uhrwerk, dann blockiert die geringste Veränderung sein Funktionieren. Es muss repariert werden, das heißt, durch einen Eingriff von außen muss die ursprüngliche Ordnung wiederhergestellt werden. Aus sich heraus kann sich eine Uhr nicht reparieren. Lebende Systeme hingegen funktionieren zwar nach einer bestimmten Ordnung, doch es gibt auch immer ein wenig Chaos, einen Spielraum für Veränderung der Ordnung, für Anpassung, für Evolution, beim Menschen für Kreativität. Man kann also sagen: Ein lebendes System funktioniert, überlebt und entwickelt sich im Übergangsbereich zwischen Chaos und Ordnung. Diesem Bereich sind aber, wie gesagt, auf beiden Seiten Grenzen gesetzt.

Damit sind wir bei einem entscheidenden Punkt angekommen:

3.5   Die Bedeutung des KAS für die Gesundheit

Symptome einer Krankheit können entstehen, wenn sich infolge von Stress ein Aspekt des KAS nicht richtig weiterentwickeln kann. Dafür gibt es verschiedene Gründe.

Vor einigen Jahren weilte ein 29-jähriger Afrikaner mehrere Tage als Gast bei uns zu Hause. Tagsüber war er zeitweilig müde oder wurde durch Erinnerungen aus seiner Zeit als Kindersoldat von starken Traurigkeitsattacken überfallen. Das nahm ihm viel Energie. Beiläufig erzählte er, dass er in der Nacht nur ungefähr drei Stunden schlafen könne. Wir erfuhren aber auch von den vielen katastrophalen Situationen, denen er von seinem zwölften bis zu seinem 21. Lebensjahr als Kindersoldat ausgesetzt war. So wurde mir bald klar, dass seine Symptome Ausdruck eines posttraumatischen Stresssyndroms waren. Eine auf Stressfolgen spezialisierte Therapeutin zeigte ihm in drei Besprechungen von je anderthalb Stunden, wie er seine Blockierungen auflösen kann. Sie erklärte ihm auch, was er bei Schlaflosigkeit zu tun hat, um sich selbst zu helfen. In den darauffolgenden Nächten schlief er fünf bis sechs Stunden, und im Laufe einiger Monate erreichte er eine normale Schlafdauer von acht Stunden. Die Therapeutin hat offensichtlich eine blockierte Stelle seines KAS wieder dazu gebracht, sich zu entwickeln. Seither geht es ihm gut.

Eine Krankheit liegt vor, wenn ein Individuum die Anforderungen seines Lebens nicht erfüllen kann. Zum Beispiel, wenn aus irgendeinem Grund zu viel Chaos in die Ordnung des Organismus eindringt. Gesund leben heißt, das Verhältnis von Ordnung und Chaos so zu erhalten, dass weder Chaos noch Ordnung die Oberhand gewinnen. Am anschaulichsten wird dies vielleicht am Beispiel einer Geisteskrankheit. Eine Geisteskrankheit liegt vor, wenn das Denken und Empfinden nicht der realen Wirklichkeit entspricht. Das heißt, das chaotische Innenleben der betroffenen Person kommt nicht mehr mit der Ordnung in der Außenwelt zurecht.

Dabei gibt es keine starren Grenzwerte. Es ist individuell verschieden, wie viel Chaos in der Wahrnehmung und im Denken „gut" ist, weil es die Kreativität fördert, und bei welchem Verhältnis von Chaos und Ordnung es kritisch wird.

Die Bedeutung der Philosophie eines Friedrich Nietzsche liegt darin, dass er verkrustete Wertvorstellungen kritisierte und in ihr Gegenteil verkehrte. So brachte er Unordnung in die geltende Ordnung. Damit wurde er ein Wegbereiter der Philosophie des 20. Jahrhunderts. Aber mit der Zeit wurde die Unordnung in seinem Innern zu groß. Sie nahm überhand, sie verselbstständigte sich, löste sich ab von der Lebenswirklichkeit und funktionierte in der normalen Welt nicht mehr. Nietzsche wurde „verrückt", schwer geisteskrank, konnte seit seinem 45. Lebensjahr nicht mehr arbeiten und musste von seiner Mutter und später seiner Schwester betreut werden. Mit 55 starb er.

Für jeden Menschen ist das Maß an tolerierbarem Chaos anders. Dies hängt mit seiner Lebenswirklichkeit und seinen individuellen Potenzialen zusammen. Das biologisch gegebene sowie das persönlich erworbene Potenzial und damit die Anpassungsfähigkeit eines Menschen an veränderte Umstände sind keine festen Größen. Der eine kann mehr, der andere weniger auf das Verhältnis von Chaos und Ordnung reagieren und einwirken, ein Ungleichgewicht korrigieren und Stress von außen reduzieren.

Was aber in jedem Menschen vorhanden ist, ist ein „Gesundheitsprogramm", das zum Treiber seines KAS gehört. Es besteht in der Selbstheilungskraft, in einer Kraft, die will, dass ein Lebewesen gesund ist. So heilt zum Beispiel eine kleine Wunde von selbst, wenn sie nicht durch eine Infektion daran gehindert wird. Damit ist aber auch schon eine Grenze dieser Kraft genannt, denn eine Infektion muss gezielt verhindert werden. Erst recht heilen größere Wunden nur mit Hilfe von außen. Das Wundgebiet muss steril gehalten und die Wunde genäht werden. Sobald die beiden Seiten der Wunde einander berühren und sich nicht mehr gegeneinander bewegen, kommt die Selbstheilungskraft des Körpers zum Zug. Das heißt, die Seiten wachsen zusammen und die Wunde schließt sich. Dies ist eine wichtige Voraussetzung für die Chirurgie.

In den Begriffen des KAS gesprochen heißt das: Ein KAS hat Energie und bis zu einem gewissen Grad die Fähigkeit, Stress zu überwinden, Verletzungen zu heilen, Krankheiten und Krisen zu bewältigen. Der Fachausdruck dafür ist *Resilienz*. Wie ausgeprägt diese Resilienz im Einzelfall ist, hängt mit den beiden Potenzialen und mit dem Einwirken der äußeren Stressfaktoren zusammen.

Denken und Handeln in den Kategorien des KAS hilft, eine Situation möglichst unbefangen und problemgerecht zu analysieren, zu verstehen sowie angemessene und sinnvolle Schlüsse zu ziehen. Wenn ich mich als KAS verstehe, kann ich einerseits mich selbst und andererseits die Situation, in der ich mich befinde, besser erkennen. Für die Gesundheit heißt dies: Ich kann wahrnehmen, was meiner Gesundheit wirklich dient.

Von mir als Individuum verlangt dies vor allem Achtsamkeit. Achtsamkeit dafür, welche Anforderungen jeweils an mich gestellt werden und welche Möglichkeiten ich habe, diesen zu genügen. Ich muss Antworten finden auf die folgenden Fragen:

- Wie übernehme ich Selbstverantwortung für meine Gesundheit?
- Welchen Belastungen bin ich ausgesetzt und wie begegne ich ihnen verantwortungsvoll?
- Welche Emotionen löst die aktuelle Situation in mir aus und wie begegne ich ihnen?
- Welche Erinnerungen, welche Wünsche, welche Interessen und Zielvorstellungen beeinflussen mich?
- Inwiefern hilft mir, fördert mich, schadet mir meine Umwelt?
- Welche biologische Widerstandskraft steht mir zur Verfügung?
- Über welche persönlichen Kräfte, zum Beispiel Wissen, Fähigkeiten und Fertigkeiten, verfüge ich?
- Mit welchen ungünstigen körperlichen Veranlagungen lebe ich?
- Welche Wertvorstellungen leiten mich? Wie beantworte ich die Sinnfrage?
- Was bindet meine Kräfte, und was freut mich und setzt in mir Kräfte frei?
- Welche Folgen hat mein Verhalten für mich, für meine Gesundheit, für meine Mitmenschen und die Umwelt?
- Welche Hilfe kann ich von meinen Mitmenschen und meinem Arzt erwarten?

Die Auseinandersetzung mit diesen Fragen zeigt, dass Gesundheit ein Resultat von „Versuch und Irrtum" ist. Mit anderen Worten: Denken in den Kategorien des KAS ist eine rationale Möglichkeit, um Selbsterkenntnis zu erlangen. Es zeigt mir, dass ich mich immer wieder korrigieren und entwickeln kann, welche Verantwortung ich selbst für meine Gesundheit übernehmen muss und wie viel Freiheit ich habe, sie wahrzunehmen. Das macht mir bewusst, über wie viel Spielraum für autonome Entscheide ich verfüge. Dabei gilt in jedem Fall: Ich kann mein Leben in Richtung Gesundheit und ich kann es in Richtung Krankheit bewegen. Dabei gilt jedoch auch: Weder die Verantwortung noch die Freiheit sind grenzenlos.

3.6   Krankheit jenseits der Autonomie

Es gibt aber auch **Krankheit jenseits der Autonomie.** Krebs ist eine solche Krankheit. Krebs ist, in der Sprache des KAS gesagt, chaotisches Wachstum von Zellen, das jene Ordnung zerstört, die für die lebensnotwendigen biologischen Funktionen eines Organismus unerlässlich ist. Bei einer Krebserkrankung kann sich das KAS des Körpers gegen das zerstörerische Chaos in der Regel nicht behaupten. Es gibt Spontanheilungen, doch sie sind extrem selten. In den meisten Fällen ist ein medizinischer oder chirurgischer Eingriff unerlässlich. Die chaotisch wuchernden Zellen müssen, wenn möglich, entfernt bzw. durch Bestrahlung oder Chemotherapie beschädigt werden, damit sie nicht weiterwuchern und auf andere Organe übergreifen. Auch wenn diese drastischen Maßnahmen nicht ausreichen, um die Krankheit aufzuhalten, so haben sie doch unzählige Leben gerettet oder verlängert und Leiden vermindert.

Ist ein Patient an Krebs erkrankt, bleibt ihm immerhin noch die Autonomie, zu entscheiden, ob er einen Eingriff will oder nicht. In der Regel ist der Treiber des KAS – der Lebenswille, der Wille, gesund zu werden – so stark, dass der Patient bereit ist, alles auf sich zu nehmen, was Chancen zur Verbesserung seiner Gesundheit bietet. Dieser Wille trägt in vielen Fällen dazu bei, dass der Körper sich nach einer Operation bzw. nach der Bestrahlung oder Chemotherapie erholt, die Ordnung wieder über das Chaos siegt. Bekanntlich muss der Patient aber auch selbst aktiv dazu beitragen, sich oft an strenge Regeln halten und manchmal belastende unerwünschte Wirkungen ertragen.

Wer an einer psychischen Krankheit, an schwerer Depression oder Schizophrenie leidet, hat die Kraft und die Fähigkeit, seine Umgebung realistisch wahrzunehmen und verantwortungsvolle Entscheidungen zu fällen, mehr oder weniger verloren. Sein persönlich erworbenes Potenzial ist überfordert. In solchen Fällen sind Patienten kaum mehr in der Lage, von sich aus und aktiv zu ihrer Genesung beizutragen. Sie müssen sich vorübergehend, manchmal auch längerfristig, in die Obhut von Ärzten und Betreuern begeben. In dem Maß, in dem es gelingt, durch Medikamente und/oder Psychotherapie den schlimmsten Grad der Krise zu überwinden, erhalten aber auch psychisch Kranke Verantwortung und Lebenssinn zurück.

3.7 Die Rolle des Arztes gegenüber dem Patienten

Die Rolle des Patienten ist also von Fall zu Fall verschieden. Dasselbe gilt für die Rolle des Arztes gegenüber dem Patienten. Die Rolle des Arztes besteht vor allem darin, dem Patienten Bedingungen zu verschaffen, unter welchen er sein Gesundheitsprogramm wieder voll entfalten kann. Eine Vorbedingung hierfür ist liebevolle Zuwendung, ein mitfühlendes Eingehen auf den Patienten und die Vermittlung von Vertrauen und Geborgenheit. Dabei berücksichtigt der Arzt auf der einen Seite die Autonomie des Patienten als KAS, also die Regeln, nach denen er als KAS funktioniert. Auf der anderen Seite beobachtet er die Eigenschaften der Krankheit, denn auch eine Krankheit hat ihre Eigengesetzlichkeiten. Indem der Arzt diese beiden Aspekte einander gegenüberstellt, kann er erspüren, was er dem Patienten selbst überlassen kann und wo und auf welche Weise er aktiv werden soll. Dabei unterscheidet er zwischen Eingriffen, die lebensnotwendige Funktionen sichern, und Maßnahmen, die es braucht, damit sich das KAS wieder selbst weiterentwickeln kann.

Idealerweise erwächst daraus eine Zusammenarbeit von Arzt und Patient. Der Arzt offeriert dem Patienten einen Schlüssel dafür, sich besser mit seinem KAS zu befassen. Aber es ist der Patient, der den Schlüssel ergreifen und die Möglichkeiten nutzen muss, die ihm dieser öffnet. Nur so kann er seinen eigenen Weg gehen.

Ausgangspunkt und Grundlage dieser Zusammenarbeit ist das Arzt-Patienten-Gespräch. Natürlich sind oft auch Analysen, Tests und Untersuchungen am Körper notwendig. Doch das Gespräch hilft dem Arzt, die Krankheit im Zusammenhang mit dem Leben des Patienten immer besser zu verstehen, und gibt ihm die Möglichkeit, seine Einsichten mit dem

Patienten auszutauschen. Er kann zum Beispiel Konflikte entdecken, die zur Krankheit beitragen, die Scheidung einer Ehe etwa, oder schädigende Gewohnheiten, eine Sucht oder ungenügende Hygiene. Und er kann andererseits dem Patienten erklären, wie die Krankheit funktioniert, was er als Arzt tun kann, um sie zu bekämpfen, und was der Patient selbst tun und leisten muss.

Dies ist gängige Praxis bei einem Herzinfarkt. Nach den lebensrettenden Maßnahmen kommt der Patient in der Regel in eine Rehabilitationsstätte, wo er lernt, gesund zu essen und zu trinken, sich genügend zu bewegen, Stress zu bewältigen. Je nach Ausrichtung der Institution findet er auch psychologische und spirituelle Unterstützung.

Anders ist es bei chronisch Kranken. Ein Diabetiker zum Beispiel muss lernen, mit seiner Krankheit zu leben. Er muss zunächst verstehen, wie sich der Blutzucker verhält und wie das Insulin wirkt. Er erfährt auch, dass körperliche Anstrengungen mehr Kohlenhydrate verbrauchen und entsprechend weniger Insulin. Er muss wissen, wie er sich ernähren soll. Dann muss er lernen, den Blutzucker selbst zu messen und sich Insulin zu injizieren. Heute gibt es Geräte, die dies automatisch machen. Wenn sie sich bewähren, ist dies zweifellos eine große Erleichterung. Schließlich und nicht zuletzt muss der Diabetiker den Sinn seines Lebens finden. Denn der gibt ihm die Einsicht und die Kraft, alles Notwendige zu tun, um sich mit seiner Krankheit selbst wirklich gut zu betreuen.

3.8   Ehrfurcht vor dem Leben

Der Leitgedanke im Umgang mit einem Patienten ist Ehrfurcht vor dem Leben. Dieses Motto des großen Arztes, Musikers und Theologen Albert Schweitzer bedeutet, dass wir Menschen alles tun, was es braucht, um mit unseren Potenzialen die Grundbedingungen des Lebens zu erfüllen. Diese Grundbedingungen sind fest gegeben und müssen respektiert werden. Darum heißt es: Ein KAS entwickelt sich autonom und wird durch Manipulation nicht gefördert, sondern beschädigt. Ein erfahrener Arzt wird diese Überzeugung spürbar werden lassen und ihr Ausdruck verleihen.

Bevor ich in den nächsten Kapiteln ausführlicher darlege, was dies konkret für das Meikirch-Modell und die gegenwärtige Gesundheitsversorgung heißt, folgt eine

3.9   Zusammenfassung

- Man kann die Mechanismen, welche die Gesundheit des Menschen bestimmen, als ein komplexes adaptives System (KAS) betrachten. Der Mensch als KAS steht in vielen Beziehungen und Wechselwirkungen im Austausch mit der gesellschaftlichen und ökologischen Umwelt und ist grundsätzlich in der Lage, sich das ganze Leben lang zu entwickeln, ohne dabei sich selbst als Individuum zu verlieren.
- Das Konzept eines KAS ist nicht mehr und nicht weniger als eine strukturierte Hilfe für einen Menschen, um die eigene Lebenssituation und die Umstände, die sie bestimmen, möglichst wirklichkeitsnah und den Anforderungen des Lebens entsprechend zu verstehen.
- Die Richtung, in die ein KAS sich entwickelt, ist bestimmt von einem Treiber. Für die Gesundheit eines Menschen besteht dieser zum Beispiel aus dem biologischen Selbsterhaltungswillen, den persönlichen Zielen, dem Lebenssinn und der persönlichen Erfüllung. Im Treiber liegen auch die oft zitierten Selbstheilungskräfte.
- So hilft das Konzept des KAS jedem Einzelnen, seine eigenen Potenziale zu erkennen und wahrzunehmen, wie diese herausgefordert oder bedroht sind, und selbst frei zu entscheiden, wie er agieren will.
- Das KAS der Gesundheit hilft einerseits, die eigene Entscheidungsfreiheit und die damit verbundene Verantwortung für die Gesundheit zu erkennen. Andererseits zeigt es auch die Grenzen auf, die dem individuellen Handeln gesetzt sind. Jenseits dieser Grenzen ist die Hilfe der Gesundheitsversorgung notwendig.
- Es ist Aufgabe der Gesellschaft, die Voraussetzungen zu schaffen, dass das KAS der Gesundheit jedes Einzelnen sich frei entfalten kann. Sie trägt dafür Sorge, dass die gesellschaftlichen und ökologischen Voraussetzungen für ein gesundes Leben gegeben sind, bietet Aufklärung und Beratung und bei Bedarf medizinische oder chirurgische Eingriffe.

4

Das Problem ist nicht die Lösung

Inhaltsverzeichnis

> Warum Einstein einmal mehr recht hat. Die Probleme im Gesundheitswesen sind erkannt – aber wo ist die Lösung? Jeder gibt sein Bestes, und trotzdem wird alles schlimmer.

„Probleme kann man niemals mit derselben Denkweise lösen, durch die sie entstanden sind." Dieses Zitat stammt von Albert Einstein, der nicht nur einer der größten Physiker, sondern auch Philosoph war. Seine Aussage

© Springer-Verlag GmbH Deutschland, ein Teil von Springer Nature 2019
J. Bircher, *Die verlorene Hälfte der Medizin*, https://doi.org/10.1007/978-3-662-59639-5_4

trifft ganz besonders in Bezug auf die zahlreichen Initiativen, Ansätze und Konzepte zu, die es derzeit gibt, um die offensichtlichen Probleme unseres Gesundheitswesens in den Griff zu bekommen. In diesem Kapitel werde ich darlegen, warum all diese Vorschläge und Reformversuche die bestehenden Probleme nicht lösen, sie im Gegenteil oft verschlimmern oder neue Probleme schaffen.

Ein wesentlicher Grund dafür ist, dass es keinen Konsens darüber gibt, was Gesundheit wirklich ist. Das heißt, es existiert keine gemeinsame Vorstellung davon, auf welches Ziel hin das Gesundheitssystem ausgerichtet werden soll. Jeder gibt sein Bestes in dem Teilbereich, den er beherrscht, ohne die Grundlagen des Ganzen genügend zu reflektieren, zu definieren und zu respektieren. Jeder tut etwas Gutes, aber die Sache wird nicht besser. Im Gegenteil: Das Resultat ist, dass alle Beteiligten unglücklich sind. Ich fokussiere in den folgenden Abschnitten bewusst und pointiert auf diese Tatsache. Es ist eine Herausforderung, sich in aller Schärfe vor Augen zu führen, was wirklich in unserem Gesundheitssystem schiefläuft. Vor diesem Hintergrund wird die Notwendigkeit eines Paradigmenwechsels deutlich, der im 5. und 6. Kapitel dieses Buches vorgeschlagen wird.

Einsteins Feststellung, dass dieselbe Denkweise, die zu einem Problem geführt hat, nicht dessen Lösung herbeiführen kann, lässt sich an zahlreichen Beispielen demonstrieren. Jede Erfindung, jede Organisation, jedes politische oder wirtschaftliche Modell ist aus einer bestimmten Denkweise heraus entstanden. Nicht nur deren Erfolge, auch die Probleme sind im Konzept angelegt. Diese liegen oft verborgen, werden nicht vorausgesehen, manchmal auch bewusst verschwiegen. Doch früher oder später kommen sie, als unerwünschte Folgen, zum Vorschein.

Das Automobil beispielsweise ist eine großartige Erfindung. Es hat ein Jahrhundert lang maßgeblich zur industriellen Zivilisation beigetragen und Milliarden Menschen das Leben erleichtert. Der Treibstoff jedoch ist durch die allgemeine Verbreitung von Automobilen zum Umweltproblem geworden. Man kann den Schadstoffausstoß der Verbrennungsmotoren noch so stark reduzieren – das Problem wird verringert, aber nicht behoben. Nur ein völlig andersartiger Antrieb würde die Lösung bringen. Heute wird allgemein von Elektroautos gesprochen. Doch letztlich steht dahinter eine analoge Denkweise: Beim ungebremsten Konsum stellen sich die Fragen, woher der Strom kommen soll und wie die Ökobilanz der Batterien gesichert werden kann.

Die Probleme im Gesundheitswesen gehören heute zu den dominierenden politischen Themen. Es sind dieselben, die mich vor bald 25 Jahren dazu veranlasst haben, über die Zukunft der Medizin nachzudenken.

Damals tauchte die Problematik in der öffentlichen Diskussion endemisch auf – mal da, mal dort, immer wieder, aber noch nicht in besorgniserregendem Ausmaß. Heute müsste man, um im Bild zu bleiben, von einer Epidemie sprechen, gegen die man fieberhaft nach Mitteln sucht, aber noch kein durchschlagend erfolgreiches gefunden hat. Das Denken, das hinter den aktuellen Lösungsvorschlägen steht, verharrt in den alten Kategorien und Strukturen, die die Probleme hervorgebracht haben. Ein neues Denken ist nötig, ein Denken auf einer anderen Ebene und ein Handeln nach entsprechend neuen Kriterien.

Schon früh sind mir die ersten Symptome bewusst geworden, an denen das Gesundheitswesen krankt. Und schon lange war mir klar, dass es so nicht weitergehen kann. Aber während meiner Berufstätigkeit fand ich weder Zeit noch Kraft, mich mit den Ursachen der Probleme genügend tief auseinanderzusetzen. Die Hauptursache, ich kann es nicht oft genug wiederholen, ist ein unzureichender Begriff von Gesundheit und Krankheit.

Fast täglich findet man in den Medien, vor allem in den Zeitungen und Zeitschriften, Artikel, Leserbriefe, Analysen, Klagen und Lösungsvorschläge zur Situation des Gesundheitswesens. Schon die Titel und Schlagzeilen zeigen, wie gravierend und scheinbar ausweglos die Verhältnisse erscheinen und wie groß im Grunde die Unzufriedenheit aller Beteiligter – Patienten ebenso wie Ärzte, Pflegende, Versicherungen, Beamte und Politiker – ist.

Den folgenden Abschnitten sind Titel von Zeitungsartikeln vorangestellt, die in dem Zeitraum erschienen sind, während ich an diesem Buch arbeitete. Sie zeigen beispielhaft auf, woran unser Gesundheitssystem krankt.

4.1   Unser Gesundheitswesen ist eine Dunkelkammer

Der Begriff „Dunkelkammer" in der zitierten Schlagzeile der NZZ vom 09.05.2017 spielt auf die mangelnde Transparenz bezüglich der Leistungen und Kosten in der Gesundheitsversorgung an. Es ist nicht überraschend: Die ständig steigenden Gesundheitskosten und die bisher wirkungslosen Bemühungen, diese zu reduzieren, dominieren die aktuelle Debatte. Beinahe alle weiteren Themen erscheinen als Folgen oder als Ursachen der hohen Kosten:

- Arzthonorare und Spitaltaxen,
- Marktwirtschaft und Konkurrenz,
- Anspruchsmentalität der Patienten,

- unnötige Therapien und Eingriffe,
- Ärzteschwemme bzw. Ärztemangel,
- Mangel an Hausärzten und Psychiatern,
- Überbeanspruchung und Erschöpfung des medizinischen und Pflege-personals,
- Vernachlässigung von personalintensiven und zeitaufwendigen Dienstleistungen der Medizin und Pflege, insbesondere in der Psychiatrie
- und so weiter.

Viele dieser aufgelisteten Themen werden kontrovers oder von einseitigen Gesichtspunkten her erörtert. Manche Informationen sind widersprüchlich. Alles in allem ergibt sich ein chaotisches Mosaik in dunklen Farben und mit nur wenigen Lichtblicken.

Gründlicher betrachtet erscheint das ganze Gesundheitswesen als eine „Dunkelkammer", in der eine Vielzahl von größeren und kleineren Problemen, widersprüchlichen Interpretationen und Interessen die Sicht auf das Gesamte verdunkelt. Bestünde nur das Problem mangelnder Transparenz der Kostendaten, wären verbesserte Erfassungsmethoden vielleicht ein erster Schritt zur Lösung. Doch abgesehen von der damit verbundenen zusätzlichen Bürokratie – auch eines der häufig erwähnten Probleme –, ist damit faktisch nichts gewonnen. Man erkennt, wo und wie allenfalls gespart und Effizienz gesteigert werden kann. Sparmaßnahmen und Effizienzsteigerung haben aber feste Grenzen. Leistungen können nicht beliebig verbilligt werden. Es sei denn, die Qualität leidet. Auch die Effizienz kann nicht beliebig gesteigert werden. Der damit verbundene Druck führt zu Überlastung, Flüchtigkeit und Fehlern. Es leidet das Personal und wieder leidet die Qualität. Dabei bleiben die Probleme bestehen, die im Konzept angelegt sind.

4.2   Bald fehlen 1000 Psychiater

In der Schweiz wird seit Jahren versucht, die hohen Gesundheitskosten über eine Reform des Tarifvertrags zwischen der *FMH* als Vertreterin der Ärzteschaft und *Santésuisse,* dem Verband der Krankenkassen, zu reduzieren. 2016 sind die Verhandlungen gescheitert. Die gegenläufigen finanziellen Interessen waren zu groß. Im Frühjahr 2017 griff der zuständige Bundesrat ein und verfügte als Zwischenlösung bis zu einer Einigung Tarifreduktionen. Daraus folgen Mindereinnahmen für Spezialärzte und Spitalambulatorien von 700 Mio. Franken. Die Einsparungen sollten den Prämienzahlern zugutekommen. Die über *Tarmed,* die derzeitige Tarifordnung, abgerechnete Gesamtsumme pro Jahr beträgt aber zehn Milliarden.

Was nach dieser Ankündigung der Regierung geschah, ist ein Paradebeispiel für das Ergebnis derartiger Maßnahmen. In der Ärzteschaft entstand heftiger Widerstand dagegen. Unterschriften wurden gesammelt, die Verbände der Ärzte ebenso wie der Krankenkassen wurden aktiv. Der Spareffekt wurde bezweifelt, die Einkommenseinbußen der Spezialärzte für unzumutbar erklärt. Auch mit den negativen Folgen für das Wohl der Patienten wurde argumentiert. Das sprechendste Beispiel war die Situation der praktizierenden Psychiater. Als Spezialärzte wären sie besonders stark von den verfügten Tarifreduktionen betroffen gewesen. Doch sie sind diejenigen Ärzte mit dem kleinsten Einkommen. Offensichtlich wird bei ihnen gespart.

Ein großer und meist der wichtigste Teil der Tätigkeit eines Psychiaters ist der Dialog mit dem Patienten. Um zu erkennen, woran er leidet und wo die möglichen therapeutischen Ansätze liegen, sind vertiefte Gespräche notwendig. Die Psychotherapie gar besteht nur aus Gesprächen. Ausgerechnet die zentrale Tätigkeit der Seelenärzte wird also nach einem tieferen Tarifansatz als andere Therapiemaßnahmen vergütet. Es kommt hinzu, dass sogenannte Leistungen in Abwesenheit des Patienten nur noch begrenzt hätten verrechnet werden können. Zu diesen Leistungen gehören, nebst einigen administrativen Arbeiten, Kontakte mit Personen und Institutionen im Umfeld des Patienten, mit Sozialarbeitern, Ämtern, Versicherungen, Arbeitgebern usw. Diese Abklärungen sind ebenso unerlässlich wie aufwendig, um dem Patienten weiterhin ein erträgliches Leben in seiner gewohnten Umwelt zu ermöglichen.

Die Tarifreduktionen hätten keine negativen Auswirkungen für die Patienten, erklärte der Bundesrat. Es standen weniger stark steigende Krankenkassenprämien in Aussicht. Das Beispiel der Psychiatrie zeigt jedoch am deutlichsten, dass für das Wohl der Patienten das Gegenteil eintritt. Wenn die Psychiater sich gezwungen sehen, die Gespräche mit den Patienten und die Abklärungen in deren Abwesenheit zu reduzieren, hat dies offensichtlich negative Auswirkungen auf die therapeutischen Ergebnisse. Die Wahrscheinlichkeit ist groß, dass anstelle einer Therapie, die dem leidenden Menschen zugewandt ist, vermehrt auf Psychopharmaka zurückgegriffen wird. Doch ihre Wirkung beschränkt sich auf den Menschen als biologisches Wesen, und ohne begleitende Gespräche wird der Patient als geistige und seelische Persönlichkeit nicht ernst genommen. Er erhält keine Chance, sein blockiertes KAS wieder einer möglichen Entwicklung zuzuführen. Zudem stellen sich bei Medikamenten oft belastende Nebenwirkungen ein.

Auch die oben erwähnte Prognose, dass in wenigen Jahren 1000 Psychiater fehlen werden, wurde gegen die bundesrätlichen Tarifmaßnahmen vorgebracht. Eine Studie der Chefärzte der psychiatrischen Kliniken kam zu dem Schluss, das relativ tiefe Einkommen der Psychiater führe dazu, dass junge Ärzte andere Spezialisierungen wählen. Schon heute werde der Mangel an Schweizer Psychiatern durch den Zuzug ausländischer Ärzte ausgeglichen, von denen nicht wenige kaum Deutsch sprechen. Was dies für die Kommunikation mit den Patienten bedeutet, ist offensichtlich!

Die Argumentation der Psychiater hatte teilweise Erfolg. Im Spätsommer 2017 reduzierte der Bundesrat die tariflichen Beschränkungen der Gesprächszeit und der Leistungen in Abwesenheit der Patienten, nicht nur für psychisch Kranke, auch für alte Menschen und Kinder. Der positive Aspekt: In diesem Fall gab das Wohl der Patienten, nicht die finanzielle Argumentation, den Ausschlag. Aber der Rückzieher erfolgte nur teilweise. Die Psychiater sind nicht zufrieden. Und die maximal vergütete Gesprächszeit für Hausärzte wurde von 15 nur auf 20 min erhöht!

Eine Beschränkung der Gesundheitskosten über Tarife löst das tiefer liegende Problem nicht, nämlich die Einschätzung des Wertes verschiedener ärztlicher und pflegerischer Tätigkeiten im Hinblick auf das Ziel Gesundheit. Im Gegenteil: Das Denken in Tarifkategorien schafft neue Probleme. Die Vernachlässigung des Patienten als Menschen, der medizinisch begründete Zuwendung verdient, verlagert die Kosten einfach auf andere Gebiete wie etwa die Invalidenversicherung und Sozialämter. In den nicht seltenen Fällen von psychosomatischen Erkrankungen führt sie auch zu Kosten in anderen, teuren Bereichen der Gesundheitsversorgung: aufwendige, nicht selten unnötige Abklärungen und Untersuchungen, kostenintensive Therapien und mehr oder weniger nützliche Operationen.

Alle wollen das Beste, aber ohne Berücksichtigung des Meikirch-Modells herrscht Dauerstreit darüber, was das Beste ist. Der Bundesrat ist nicht zu beneiden. Was auch immer er tut, er stößt auf Widerstand und muss zurückkrebsen. – Was auch immer er tut? Genauer: Was auch immer er auf eingefahrenen Geleisen tut! Gibt es Alternativen? Wie Einstein sagte: „Probleme kann man niemals mit derselben Denkweise lösen, durch die sie entstanden sind."

Ein Reförmchen ist zu wenig

„Das Drehen an den Stellschrauben des ambulanten Tarifs Tarmed verhindert nicht, dass die Gesundheitskosten weiter steigen", steht unter diesem Titel. „Es braucht daher endlich tiefgreifende Reformen – und zwar, bevor eine Mehrheit im Lande die Prämien nicht mehr berappen kann." Der NZZ-Artikel vom 22.03.2017 propagiert, die Ärztetarife grundlegend zu überdenken.

Medizinisch top. Menschlich nah

Mit dieser Schlagzeile wirbt ein Inserat der Spitäler eines Schweizer Mittellandkantons um Patienten. Es erschien in einer der vielen Gesundheitsbeilagen von Zeitungen, die dem offensichtlich großen Bedarf nach Informationen über Gesundheit und Krankheit nachkommen. Medizinisch top und menschlich nah – dieses Versprechen verbindet die beiden elementaren Forderungen, die wir vermutlich alle an die Gesundheitsversorgung stellen: Wir möchten die bestmögliche medizinische Leistung erhalten, und wir möchten, dass wir mit Zuwendung und Verständnis beraten und betreut werden. Dass ein Spital beides bietet, ist eigentlich eine Selbstverständlichkeit. Dass damit ausdrücklich geworben wird, ist ein Indiz dafür, dass die Wirklichkeit anders aussieht. Manchen Patienten fehlt in den hochtechnisierten Spitälern die menschliche Nähe. Ist diese nicht mindestens ein essenzieller Faktor von „Medizinisch top"?

Die Frage ist: Können Spitäler heutzutage dieses Werbeversprechen überhaupt einlösen? Können sie ihrer doppelten Aufgabe wirklich nachkommen? Soeben wurde eine Studie veröffentlicht, welche belegt, dass Assistenzärzte pro Arbeitstag nur 91 min Zeit für den direkten Kontakt mit den Patienten haben. Die Assistenzärzte aber sind es, denen in den Spitälern die unerlässliche Kleinarbeit in der medizinischen Versorgung zufällt. Doch sie werden an dieser Aufgabe durch eine Unmenge verschiedenster administrativer Pflichten gehindert. Dasselbe gilt für das Pflegepersonal. Die Chef- und Spezialärzte stehen unter einem weiteren Druck. Die Betriebskosten der Spitäler sind hoch, die teuren Apparaturen müssen amortisiert werden, die öffentliche Hand spart. Privatspitäler müssen Gewinn abwerfen, auch die staatlichen stehen unter Kostendruck. Nach der Devise „mehr Befunde, mehr Geld" werden sie angehalten, möglichst viele, oft unnötige Untersuchungen und Therapien anzuordnen und Operationen durchzuführen. Es gibt sogar Kliniken, in denen ein Bonussystem für Chirurgen Anreiz zu möglichst vielen Eingriffen bietet. Nicht das Wohl des Patienten, sondern das Geld bestimmt die Therapie in diesen Fällen. Das Sagen haben nicht mehr die Ärzte, sondern die Manager an der Spitze der Spitalverwaltung. Die Folge ist, dass die technische Spitzenmedizin im Gesundheitswesen immer größeren Raum einnimmt. Die Menschen und insbesondere die Privatpatienten werden zu Opfern der Bilanz der Spitäler. Menschliche Nähe ist, wenn überhaupt, nur noch in Nischen zu spüren. Wie können Patienten heute noch wissen, ob eine diagnostische oder therapeutische Maßnahme zum Nutzen ihrer Gesundheit durchgeführt wird oder ob sie nicht nur dem Gewinn des Arztes dient und hilft, die Defizite des Spitals auszugleichen?

4.3   Diagnose subito! Und mit Bild!

In seinem Neujahrsgruß zum Jahr 2017 an die Leserschaft der Migros-Zeitschrift verkündet der CEO des Großverteilers: „Nachdem wir zuerst die Sportkliniken Medbase, dann von der Krankenkasse Swica 23 Santé-med-Praxen übernommen haben, gehören nun auch 35 Gesundheitszentren zur Migros-Gruppe. Diese Akquisitionen sind eine konsequente Ergänzung zu den inzwischen 92 Fitnesszentren und Fitnessparks, die wir in der Schweiz betreiben." Der CEO begründet sein Vorgehen damit, dass das gesellschaftliche Bewusstsein für Gesundheit immer stärker werde und auch der legendäre Gründer des Migros-Genossenschaftsbundes, Gottlieb Duttweiler, in den Statuten verankert habe: „Die Migros fördert die Gesundheit der Bevölkerung." Um dieses Vermächtnis zu untermauern, geht der heutige Chef noch einen Schritt weiter:

> „Neben dem Gesundheitstrend existiert ein weiterer Megatrend, der uns derzeit sehr beschäftigt: die Digitalisierung. Wir werden beide Bedürfnisse kombinieren, indem wir in den nächsten Tagen die digitale Gesundheitsplattform Impuls lancieren, die Sie mit einer attraktiven App auch auf Ihr Handy laden können. Das neue Onlineangebot vereint die Themen Ernährung, Fitness, Sport und Wohlbefinden und wird Sie bei der Umsetzung Ihrer Aktivitäten für ein gesundes Leben unterstützen."

Die Migros ist durchaus nicht die erste und einzige Unternehmensgruppe, welche in immer zahl- und erfolgreichere Ärztezentren, Permanentpraxen, Check-up- und private Spezialkliniken investiert. Die Vorteile für die Patienten scheinen evident – und aus Patienten werden Kunden auf der Suche nach Gesundheit. An den Brennpunkten des urbanen Lebens, in Bahnhöfen, Einkaufs- und Stadtzentren können sie sich bei Störungen des Wohlbefindens jederzeit rasche Hilfe holen. Der einschlägige Begriff hierfür heißt *Instant Medicine,* Sofortmedizin. Ist der Andrang groß, wird man registriert, kann einkaufen, spazieren oder einen Kaffee trinken und wird per Handy aufgerufen, sobald die Institution zum Empfang bereit ist. Dann erhält man entweder schnellen Rat oder wird gleich an den zuständigen Spezialisten verwiesen. Oder man kann sich umfassend durch-checken lassen: Blut, Urin, Herz, Kreislauf, Lunge, Leber, Magen, Darm, Wirbelsäule. Die Schweiz gehört zu den Ländern mit der höchsten Dichte an technischen Diagnoseapparaturen wie MRI, Computertomografie, Ultraschallgeräte sowie hochdifferenzierten Analysegeräten von Leber-, Nieren- und anderen Werten im Blut. Immer mehr Firmen schicken ihre Angestellten in Check-up-Zentren. Die Führungskräfte können einen „Executive-Check-up" beanspruchen. Oft ist es aber auch die persönliche Angst, dass hinter einem Symptom eine lebensbedrohende Krankheit verborgen sein könnte, welche Patienten in die modernen Gesundheitszentren führt. Entgegen der Behauptung, dass solche Zentren für den Patienten und folglich für die Kassen günstiger seien, weil Menschen ohne den Umweg über den Hausarzt direkt zum Spezialisten finden, sind laut der Versicherung *Santésuisse* die Behandlungskosten in diesen Praxen pro Patient zwischen 2014 und 2015 um 23 % gestiegen.

Immer häufiger gehen Personen mit Symptomen oder leichten Verletzungen auch direkt in die Notfallaufnahme der Spitäler statt zum Hausarzt. Es sind vor allem junge Menschen und Ausländer, die vom Gesundheitssystem in ihrem Herkunftsland her gar nichts anderes kennen. Wie *Santésuisse* ermittelte, nahmen die ambulanten Konsultationen in Spitälern von 2011 bis 2015 um 27 % zu, jene bei Hausärzten um nur 8 %. Ein Problem dabei ist, dass durch den Zulauf nicht selten die Versorgung von echten Notfällen beeinträchtigt wird. Hinzu kommt, dass, wiederum aufgrund einer Statistik von *Santésuisse,* die Konsultation im Spitalambulatorium im Schnitt das Doppelte eines Besuchs beim Hausarzt kostet. Überdies bleiben die Spitäler auf hohen Beträgen von unbezahlten Rechnungen sitzen.

4.4   Treffen im virtuellen Sprechzimmer

Der Trend zu Gruppenpraxen und Spitalambulatorien besteht vor allem in urbanen Zentren. Bald kommen aber auch die Bewohner abgelegenster Gebiete in den Genuss der Hightech-Medizin. Eine bereits bestehende Vorstufe ist die Telefonsprechstunde. Unter dem Namen *Medgate* gibt es in der Schweiz eine Telefonhotline von Krankenkassen. Im Callcenter sitzt ein Arzt, der im Ferngespräch eine Diagnose erstellt, die Behandlung vorschlägt und die Rezepte an die nahe gelegene Apotheke schickt. Auf diese Weise werden heute, so der im Titel zitierte Artikel, in Deutschland zwischen 2000 und 5000 Patienten täglich am Telefon behandelt, so der Artikel in der Zeit

Online (24.05.2017). Dort gibt es den Onlinedienst *Medicus,* der Video-sprechstunden anbietet. Der Dialog findet vor den Computer- und Handy-kameras statt.

Im virtuellen Sprechzimmer reden immerhin noch Patient und Arzt mit-einander, auch wenn sie sich nicht physisch gegenübersitzen und der Arzt den Patienten nicht untersuchen kann. Noch problematischer wird dies mit der digitalen Kommunikation. Schon heute ist auf den Smartphones von Apple und anderen eine Gesundheits-App vorinstalliert, welche alle Daten registriert, die laufend von sogenannten Wearables (am Körper tragbare Sen-soren) geliefert und statistisch ausgewertet werden, zum Beispiel Blutdruck, Herzfrequenz, Blutzucker, Atemkapazität etc. Täglich wird auf diese Weise registriert, wie gesund man lebt, isst, wie viel man körperlich geleistet hat und ob dies alles willkürlich festgelegten Werten entspricht. Daneben erhält man durchaus empfehlenswerte, aber billige Ratschläge: „Sitze weniger, bewege dich mehr und treibe Sport." „Beruhige deine Sinne, sei entspannt und achtsam." „Iss mehr richtiges Essen, weniger Junkfood und achte auf die Menge." „Lege regelmäßige Bett- und Aufwachzeiten fest und halte sie ein." Auch dafür gibt es eine App.

Doch bereits werden Anwendungen entwickelt, die es einem Patien-ten ermöglichen, sich nach einer Selbstdiagnose aufgrund von Inter-net-Recherchen direkt beim Spezialisten im nächstgelegenen Spital anzumelden. Die verschriebenen Medikamente findet er auf dem Handy, sie sind schon bestellt und liegen noch am gleichen Tag im Briefkasten. Eine Weiterentwicklung wird eine App sein, die aufgrund von Patientendaten eine Diagnose stellt, den im Rating bestplatzierten Spezialisten und das Spital ermittelt, in dem es gerade Platz für die Behandlung oder den Ein-griff gibt. Es ist durchaus möglich, dass diese App beim Erscheinen des vor-liegenden Buches bereits heruntergeladen werden kann.

Das alles ist rationell, und manches leuchtet ein. Die Frage ist: Dient es wirklich auf beste Weise den Menschen und ihrer Gesundheit? Wenn nicht, wem dient es sonst?

4.5   Ich und mein digitaler Avatar

Der nächste Schritt in der skizzierten Entwicklung ist der virtuelle Patient, der mit einem virtuellen Arzt kommuniziert. Der virtuelle Patient ist das digitale Abbild meiner selbst. Der virtuelle Arzt existiert nur auf meinem Bildschirm.

In der „Personalisierten Medizin" oder „Präzisionsmedizin" sind meine Vorgeschichte und die umfassenden, detaillierten biologischen Daten meines Körpers einschließlich der Sequenzierung meines Erbguts die Basis meines digitalen Abbilds. Auf Grundlage dieser Daten kann man, ähnlich wie bei Wetterprognosen, anhand von *Big Data* und künstlicher Intelligenz die wahrscheinliche Entwicklung meiner Gesundheit und mögliche Krankheiten voraussagen. Zukünftige Risiken sollen früh erkannt und schon vor dem Auftreten der Krankheit prophylaktisch behandelt werden. Sollten aber Symptome auftreten, kann ich mich mit dem virtuellen Arzt verbinden und die Symptome beschreiben. Dieser Arzt ist nichts anderes als ein Programm in einem Supercomputer. Darin sind einerseits alle meine Daten gespeichert und andererseits auch die Modelle zur Beschreibung des Verlaufs der Krankheit, die aus den Symptomen und Daten ermittelt wurden. Es entsteht der Eindruck, dieser virtuelle Arzt säße leibhaftig vor einer Kamera. Was ich auf meinem Bildschirm sehe, ist jedoch ein computergeneriertes Animationsbild des Arztes. Allerdings ein verblüffendes: Der virtuelle Arzt wirkt völlig lebensecht, stellt die richtigen Fragen, reagiert sinnvoll auf meine Antworten, antwortet auch seinerseits auf meine Fragen und fällt die nach den Kriterien der Personalisierten Medizin bzw. Präzisionsmedizin für mich besten Entscheide. Solche künstlichen Ärzte gibt es als Prototypen übrigens bereits in der Psychotherapie. Der Patient trägt dem virtuellen Therapeuten sein Leiden vor, dieser geht darauf ein, analysiert, gibt Rat und coacht den Patienten. Das ist genormte Empathie!

4.6 Dem Patienten auf den Leib geschneidert

Es ist eine Tatsache, dass *Big Data* es möglich gemacht hat, Krebserkrankungen präziser und differenzierter zu beschreiben. Und es ist möglich, dass man dadurch in Zukunft genauere Diagnosen stellen, gezieltere Therapien anwenden und effizientere Medikamente gegen die verschiedenen Unterarten von Krebs finden kann – Diagnosen, Therapien und Medikamente, die dem Patienten buchstäblich auf den Leib geschneidert sind. Darin liegt das Ideal der Personalisierten Medizin. Doch findet der Patient darin seine ideale medizinische Versorgung? Bietet sie ihm das, was er wirklich braucht? Personalisierte Medizin mag auf den Leib geschneidert sein. Antwortet sie damit auch auf Fragen, die das persönlich erworbene Potenzial des Menschen betreffen?

Eine der Voraussetzungen für maßgeschneiderte Therapien im Sinn der Personalisierten Medizin ist, dass die genetischen Daten und die Gesundheitsdaten der Patienten vollständig gespeichert und abrufbar sind, damit sie mit den Krankheitsmodellen kombiniert werden können. Heute gibt es in Spitälern, in Gesundheitszentren, in privaten und universitären Forschungszentren und in der Pharmaindustrie solche Daten von Millionen Menschen. Sie sind allerdings nur selten umfassend und vor allem unterschiedlich erfasst, sodass sie nicht einfach universell abgerufen und miteinander verbunden werden können. Soll Personalisierte Medizin nicht nur ein Versprechen sein, braucht sie noch viel Forschungs- und Koordinationsarbeit. Und sogar, wenn sie eines Tages perfekt sein sollte, würde sie – im Gegensatz zu einem guten Arzt – nur das biologisch gegebene und nicht das persönlich erworbene Potenzial des Menschen berühren.

Es gibt viele Bestrebungen, die Präzisionsmedizin sinnvoll zu gestalten. 2016 hat der *Weltärztebund* die *Deklaration von Taipeh* verabschiedet (Rheinsberg, Z., Wiesing, U.: *Deklaration von Taipeh: Weltärztebund betont Nutzen von Gesundheitsdaten- und Biobanken.* Deutsches Ärzteblatt 2017, 114 A, S. 2146–2148). Die Vereinigung will dadurch internationale Regelungen für die digitale Forschung und Erfassung von Gesundheitsdaten vorantreiben. Die *Schweizerische Akademie der Medizinischen Wissenschaften* und *Swissethics,* die Schweizerische Ethikkommission, haben einen Vorschlag vorgelegt, durch den Patienten motiviert werden sollen, ihre Patientendaten sowie von Blut- und anderen Analysen in anonymisierter Form für die Forschung freizugeben. Zu diesem Zweck sollen möglichst viele Personen einen *Generalkonsent* unterschreiben, den sie nach Bedarf auch jederzeit widerrufen können. Diese Lösung soll auf Patientenseite die Bereitschaft fördern, die Daten im Wissen um den erwarteten Nutzen freizugeben. Auf Seite der Nutzer sollen klare Regeln Missbrauch verhindern. Weitere Initiativen zur Nutzung von Patientendaten sind die *Swiss Biobanking Platform* in Lausanne und das *Swiss Personalized Health Network.* Ihr Ziel ist die Koordination der vielen Datenbanken der Spitäler, damit sie für Forschung und Entwicklung genutzt werden können. Noch ist Wildwuchs möglich, und es werden auch tatsächlich immer mehr Datenbanken erstellt. Doch der Bundesrat sieht zurzeit keinen Handlungsbedarf.

Skepsis bis offene Kritik kommt jedoch aus Fachkreisen. Im Fokus steht dabei die Datensicherheit. Selbst die Initianten des Generalkonsents räumen ein, die Anonymisierung der Gesundheitsdaten könne nicht verhindern, dass die Angaben irgendeinmal zu der Person zurückverfolgt werden können, von der sie stammen. Ein weiterer Kritikpunkt betrifft das Risiko, dass die Daten nicht im Interesse der Patienten, sondern in erster Linie für kommerzielle Ziele genutzt werden. Denn *Big Data* sind eine Milliarden-Dollar-Investition, sie werden gefüttert mit einer Unzahl von Patientendaten, die für Forschungen verwendet werden können. Die Gefahr besteht jedoch, dass die Richtung, in die geforscht wird, letztlich von kommerziellen Interessen bestimmt wird. Zum Beispiel werden Krebsmedikamente entwickelt, weil sie besonders viel Gewinn versprechen. Krebs ist nach wie vor eine der verbreitetsten tödlichen Krankheiten. Im Jahr 2012 waren laut WHO weltweit 14 Mio. Menschen krebskrank; bis 2030 rechnet die Organisation mit 22 Mio. Krebsfällen – das sind rund 0,26 % der voraussichtlichen Weltbevölkerung von 8,5 Mrd. Menschen nach der mittleren Schätzung der UNO. Im Hinblick auf die Todesangst von Patienten mit einer Krebserkrankung ist es ein lohnendes Geschäft für die pharmazeutische Industrie.

Was in der Kritik an der großen Biodatenbank jedoch nicht zur Sprache kommt, ist die Kernfrage, die ich weiter oben bereits gestellt habe: Ist die *Personalisierte Medizin,* die auf diesen Daten basiert, wirklich die Art der Medizin, die wir wollen und brauchen? Es können nur die biologischen, also die materiellen Daten des Menschen gemessen und für die automatisch ermittelten Therapievorschläge ausgewertet werden. Die immateriellen Eigenschaften, welche die Persönlichkeit ausmachen, werden nicht erfasst. In diesem Sinne ist „Personalisierte Medizin" leider kein sachlich zutreffender, sondern ein Marketingbegriff. Er müsste zur Vorsicht mahnen.

4.7 Der gläserne Patient

Ein Boden für die umfassende und weltweite Gesundheitsdatenbank ist in der Schweiz bereits gelegt: Das *elektronische Patientendossier (EPD)* wurde auf der Grundlage eines Bundesgesetzes von 2015 geschaffen und im Frühjahr 2017 in Kraft gesetzt. Dieses Dossier enthält in digital gespeicherter Form die verschiedensten Dokumente, die meine Gesundheit bzw. Krankheiten betreffen: Röntgenbilder, Impfausweise, Rezepte für die Apotheke, Arzt- und Spitalberichte von Konsultationen, Diagnosen, Therapien und Operationen. „Ihre Gesundheitsfachpersonen legen diese Dokumente in Ihrer EPD ab", informiert die Homepage von *eHealth Suisse,* der Organisation, die für die Aufgaben im Zusammenhang mit dem Vollzug des Bundesgesetzes über das elektronische Patientendossier zuständig ist (www.e-health-suisse.ch).

Durch die gegenwärtigen gesetzlichen Bestimmungen ist das EPD noch nicht das Tor zur umfassenden Gesundheitsdatenbank: Ich bin nicht verpflichtet, ein EPD zu besitzen, versichert eHealth Suisse. Alle gespeicherten Daten gehören mir. Ich kann auch selbst Daten darauf speichern, zum Beispiel mein Brillenrezept. Ich bestimme selbst, welche Gesundheitsfachperson

welche Dokumente lesen kann. Die Daten werden beim Anbieter des EPD
sicher gespeichert. Mein Vorteil: „Sie haben mit dem EPD die wichtigsten
Gesundheitsinfos immer zur Hand: auf Ihrem Computer, auf Ihrem Smartphone – zuhause, unterwegs und im Ausland." (www.myepd.ch). Das EPD,
schreibt das Bundesamt für Gesundheit, steigere die Qualität der medizinischen Behandlung, verbessere die Behandlungsprozesse, erhöhe die
Patientensicherheit und steigere die Effizienz des Gesundheitssystems. Ob
dies alles zutrifft, wird sich erweisen. Auf einen weiteren angeblichen Gewinn
durch das EPD möchte ich jedoch schon jetzt eingehen. Mit dem EPD, so
das Bundesamt für Gesundheit, solle auch „die Gesundheitskompetenz der
Patientinnen und Patienten gefördert werden." (www.bag.admin.ch/bag/
de/home.html) Ich setze diesen Begriff der „Gesundheitskompetenz" in
Anführungszeichen, denn ich spreche lieber vom mündigen Patienten. Und
nicht nur vom „Patienten", denn für seine Gesundheit ist ja zuallererst der
gesunde Mensch zuständig.

4.8   Patient Schlaumeier – die digitale Revolution verschiebt die Machtverhältnisse im Gesundheitswesen

Mit dem Internet, so scheint es, steht das Grundwissen über Gesundheit
und Krankheit schier unbegrenzt und per Mausklick zur Verfügung. Von
hochstehender Fachliteratur über populärwissenschaftliche Sites bis zu ver-
deckter Produktwerbung findet man Informationen zu jedem Stichwort und
besonders zu „heißen" Themen wie Krebs, Diabetes, Herzinfarkt, Alzheimer
und Aids. Die Homepage des schweizerischen Bundesamts für Gesundheit
stellt zuverlässige und gut verständliche Informationen besonders zur Vorbeugung von Krankheiten zur Verfügung. Mit all diesen Informationen,
wird behauptet, würde die Macht der Ärzte, der einstigen „Götter in Weiß",
eingedämmt und dem angeblich autonomen Patienten zurückgegeben.

Die Frage ist nur: Kann ein Patient mit diesem Wissen in einer Weise
umgehen, dass es seiner Gesundheit nützt und ihm in einer Krisensituation
die richtige Richtung weist? Ein Teil der Experten, die sich in dieser Frage
zu Wort melden, ist überzeugt, dass die Informationen aus dem Internet den Patienten tatsächlich in die Lage versetzen, eine einfache Selbstdiagnose zu stellen und damit selbst zu entscheiden, ob er passiv abwarten,
ein einfaches Hausmittel anwenden, zur Apotheke, seinem Hausarzt oder
einem Spezialisten gehen will. Andere Fachleute jedoch warnen: Das im

Internet angebotene Wissen ist ein Konglomerat von thematisch auf-
gesplitterten Informationen unterschiedlichster Qualität und Verlässlichkeit,
oft schwer verständlich und leicht missverständlich. Zum Teil ist es seriös,
aber zum Teil auch nur Marketing. Eine Umfrage der Universität Biele-
feld hat ergeben, dass mehr als die Hälfte (54,3 %) der Befragten Probleme
haben, die Informationen zu ihrer Gesundheit überhaupt zu begreifen. Das
bedeutet, dass es der Mehrheit der Bürger schwerfällt, Vor- und Nachteile
einer Behandlung richtig einzuschätzen oder den Beipackzettel von Medikamenten zu verstehen. Stattdessen wächst die Gefahr, dass durch die latente
Angst, einer schweren Krankheit zu erliegen, ein einzelnes und meist harm-
loses Symptom zu Panik und Überreaktionen führt. Selbstsicherere Patienten wiederum sind unzufrieden, wenn der konsultierte Arzt zu einem
anderen Ergebnis als ihre Selbstdiagnose kommt, suchen unnötigerweise für
eine *second Opinion* einen Kollegen auf, der ihre Überzeugung bestätigen
soll, und verlangen schließlich Therapien, die gar nicht notwendig sind.

4.9 Patient Gesundheitswesen: Fehldiagnose zur falschen Therapie

Der zitierte Titel eines Artikels aus der NZZ trifft mitten ins Schwarze
(Bertel, O. und Säuberli, H., NZZ, 01.07.2017) Die beiden Autoren sind
engagierte Ärzte mit langjähriger Erfahrung im Beruf und der Gesundheitspolitik. Ihr Befund: Die Kosten steigen, die Effektivität sinkt. Dabei habe
die Schweiz ein hervorragendes Gesundheitssystem, schreiben sie. Trotzdem
würden „von einer Allianz politischer Akteure und Krankenkassen – unterstützt von den Medien – dramatische Diagnosen gestellt. Mit zwei Argu-
menten wird uns eingehämmert, dass das Gesundheitssystem ‚zu teuer' sei:
der Anteil am BIP (2016 12,4 %) und die stetig steigenden, für viele untrag-
baren Krankenkassenprämien."
    Dem halten die Autoren entgegen, dass das Gesundheitswesen ein „Wirt-
schaftsmotor von geradezu idealem Profil" sowie ein wichtiger Standort-
faktor für innovative Unternehmen der Pharmazeutik und Medizinaltechnik
sei und viele Arbeitsplätze für Hoch- wie für Niedrigqualifizierte biete. Das
wahre Problem sehen sie in den Spitälern. Ihre Leistungen seien zu wenig
effizient, die Qualität schlecht. Die Ursache liege in den bisher verfehlten
Versuchen, durch die Einführung eines neuen Tarifsystems Kosten zu sparen,
schreiben sie. Doch damit sei das Gegenteil des angestrebten Ziels erreicht
worden: ein „ökonomisches Desaster", eine enorme Kostensteigerung für die

öffentliche Hand, die Krankenkassen und die Versicherten. In den Spitälern dominiere das Rentabilitätsdenken, es herrsche eine unnötige „apparative und bauliche Hochrüstung" und eine unsinnige und kräfteraubende Überregulierung und Bürokratie zur Erfassung der Leistungen. Als Therapie schlagen sie vor, die Folgen neuer Maßnahmen im Voraus abzuklären, die Reglementierung und Bürokratie zu bekämpfen und statt Streit und „Ärztebashing" den Konsens zur Lösung der dringlichsten Probleme zu suchen. Ziel seien „stabile Krankenkassenprämien und eine weitere Verbesserung der Effizienz". Die Diagnose wie die von den Autoren vorgeschlagene Therapie sind für sich genommen nicht falsch. Doch genügt das für ein Gesunden des kranken Gesundheitswesens? Zu hohe Kosten, ungenügende Effizienz und Dissens über mögliche Therapien sind gravierende Symptome der Krankheit. Treffen sie wirklich die tieferen Ursachen?

Ein wesentlicher Grund für Kostensteigerungen im Gesundheitswesen liegt in einer falsch angewandten Ökonomie. Alle ärztlichen Entscheide sind Ermessensentscheide und verfügen über einen mehr oder weniger großen Ermessensspielraum. In der Praxis muss dieser mit jedem Patienten besprochen werden, um die für ihn beste Lösung zu finden. Dies gilt in einem ähnlichen Sinne auch für andere Akteure des Gesundheitswesens. Wettbewerb und Nudging sind Mechanismen, die bei feststehenden Produkten, wie zum Beispiel Automobile, Computer, und bei vielen anderen Erzeugnissen durchaus funktionieren, um die Preise tief zu halten. Werden sie aber im Gesundheitswesen angewandt, verzerren sie die Interessenlage aller Akteure und damit auch die Ermessensentscheide. Sie beschädigen die Qualität der Leistungen. Bisher wurden viele daraus resultierende Probleme einfach verschwiegen und sind deshalb nur einem Fachpublikum bekannt. Glücklicherweise gibt es aber viele Ärzte, die von innen heraus uneingeschränkt dem Wohl ihrer Patienten verpflichtet sind und in ihrer Tätigkeit die sachfremden Interessen nicht berücksichtigen. Nur deshalb ist der gesundheitliche Schaden, der dadurch verursacht wird, bisher begrenzt geblieben und in der Öffentlichkeit wenig bekannt geworden.

Ein weiteres Problem der Gesundheitsökonomie sind die Spitaldirektoren, die zu den Chefärzten gehen und ihnen sagen, sie sollten mehr Untersuchungen durchführen und mehr operieren, damit am Ende des Jahres die Bilanz des Spitals stimmt. In einem solchen Krankenhaus wissen die Patienten nicht, wer einen Herzkatheter, eine MRI-Untersuchung oder eine Operation wirklich braucht, das Spital oder sie selbst. Das ist Gift für die Patient-Arzt-Beziehung und treibt die Gesundheitskosten in die Höhe. Obwohl natürlich nicht darüber gesprochen wird, sind diese Verhältnisse heute Realität.

4.10 Kostensteigerung stoppen – Kosten senken

„Endlich Chefsache. Seit einigen Monaten drängen sich politische Alphatiere in die Gesundheitspolitik. Schaffen sie es, die Kosten zu senken?" (www.zeit. de, 08.05.2017)

Wieder sind die Kosten das Motiv, das Politiker aller Couleur dazu veranlasst, sich als Quereinsteiger mit Lösungsvorschlägen zu profilieren. In der Schweiz zum Beispiel war von einem Nationalrat der rechtsstehenden Schweizerischen Volkspartei zu vernehmen, er wolle die minimale Franchise der Grundversicherung von 300 auf 500 Franken anheben, die Spitäler dazu verpflichten, Garantieleistungen wie Wiederholung einer Operation selbst zu bezahlen, den Migranten ohne Papiere die Krankenversicherung verweigern und für die Leistungen der Ärzte ein Globalbudget einführen. Dies würde bedeuten, das Kostenwachstum pro Jahr im Voraus zu bestimmen. Allfällige Überschreitungen müssten die Ärzte im Folgejahr kompensieren. Auf der anderen Seite des Parteienspektrums setzen die Vertreter der Sozialdemokratie auf mehr staatliche Lenkung im Gesundheitswesen und auf Globalbudgets.

Wie wirksam diese Vorschläge auch sein mögen – wenn sie es sind, können sie die Kostensteigerung stoppen oder allenfalls die Kosten senken. Aber damit ist nur ein Teilproblem gelöst. Offen bleibt die Kernfrage: Welche Art und Qualität von Gesundheitsversorgung wollen wir? Ist diese Frage erst einmal beantwortet, können auch die Kosten auf dieser Basis neu beurteilt werden; erst dann kann entschieden werden, ob sie berechtigt und tragbar sind.

Die Frage ist: Wollen wir ein Gesundheitswesen,

- das den Menschen einseitig als biologisches, wissenschaftlich erfasstes Wesen sieht?
- in dem Apparate, Maschinen, Roboter und Computerprogramme zunehmend den wirklichen Kontakt zum Arzt und den Pflegepersonen ersetzen?
- das dadurch nicht billiger, sondern teurer wird?
- in welchem staatliche Verordnungen und Institutionen bestimmen, welche Art von Gesundheitsversorgung uns zusteht?

Das Unbehagen an unserem Gesundheitssystem ist weit verbreitet. Entsprechend gibt es auch zahlreiche Ansätze zu Alternativen. Bringen sie die Lösung? Welche wäre die „richtige"? Sollte und könnte sie sich durchsetzen?

4.11 Warum wir auf unseren Bauch hören sollten

Dieser Titel ist dem Auftaktartikel einer der zahlreichen Gesundheitsbei-lagen von Zeitungen und Zeitschriften entnommen. Hier findet man, ebenso wie in den Publikationen von Krankenkassen, Apotheken und in populären Gesundheits-Magazinen, attraktive Beiträge zu den Themen Prävention, gesunde Lebensweise, Stärkung der eigenen Abwehrkräfte, Hygiene, alte Hausmittel, Heilpflanzen, alternative Medizin, Wellness, Bedeutung des Gesprächs usw. Auch vor unnötigen Untersuchungen und Therapien wird gelegentlich gewarnt. Die meisten Publikationen erscheinen in ansprechender Grafik, die Illustrationen verbreiten das Gefühl einer heilen, hellen, natürlichen Welt, in der die Kranken aufgehoben sind. Nebst Werbung für rezeptfreie Medikamente der großen Pharmaunternehmen gibt es eine Unzahl von Inseraten für pflanzliche Heilmittel, alternative und teils auch esoterische Therapien. Selbst für Bücher zum Thema „Gesund-heit" wird geworben, und sie liegen stapelweise auf speziellen Tischen in den Buchhandlungen. Sie tragen Titel wie „Strategien der Selbstheilung, die sieben Schritte zur Gesundheit" oder „Neue Wege der Heilung, Gesundheit geschieht von innen".

Dies alles zeigt

- ein verbreitetes Unbehagen gegenüber der sogenannten Schulmedizin;
- ein zunehmendes Bedürfnis nach naturnaher Prophylaxe;
- ein Suchen nach sanften Therapien, Eigenverantwortung sowie Vertrauen und Zuwendung im Verhältnis zu den Ärzten und Pflegefachleuten.

Nicht nur die Publikationen zu diesen Themen nehmen zu. Es gibt auch immer mehr Ärzte, Pflegepersonen, Vereinigungen und Institute, die sich für Wege der Heilung einsetzen, welche nur im Rahmen des wirklich Not-wendigen teure Spitzenmedizin beanspruchen. Dies gilt etwa für die Grün-der der *Akademie für Menschenmedizin* in Zürich, ein ehemaliger Chefarzt für Innere Medizin eines Regionalspitals und eine klinische Psycho-therapeutin. Ihre Akademie verstehen sie als *„Plattform für menschengerechtes Gesundheitswesen"* (www.menschenmedizin.com).

Ein Beispiel aus Deutschland ist das Unternehmen *Gesundes Kinzig-tal,* das auf Initiative von Ärzten in der Schwarzwälder Region gegründet wurde und seit 2005 eine integrierte Gesundheitsversorgung für das Tal mit rund 70.000 Einwohnern anbietet. Die Grundsätze sind unter anderem

Vernetzung aller Partner, die einen Patienten behandeln, Stärkung präventiver Angebote und vor allem „eine stärkere Einbindung des Patienten in den Behandlungsprozess durch gemeinsam erarbeitete Zielvereinbarungen sowie eine umfangreiche Dokumentation". Das Konzept hat zu markanten Senkungen der Gesundheitskosten geführt und wird vertraglich von den Krankenkassen anerkannt (www.gesundes-kinzigtal.de).

Die Idee hat bereits Nachahmer in der Schweiz gefunden: In der Umgebung von Bern haben sich Personen und Institutionen im Gesundheitsbereich zum Verein *„xunds grauholz"* zusammengeschlossen. Das Schweizerische Gesundheitsobservatorium Obsan hat festgestellt, dass die Zahl von Initiativen für integrierte Gesundheitsversorgung seit 2010 stark zugenommen hat, sowohl in den großen Kantonen Genf, Waadt, Zürich und Bern als auch in kleinen, zum Beispiel in der Zentralschweiz.

Unter der Devise *„Choosing Wisely"* (sinnvoll auswählen) verfolgt die ABIM Foundation, eine amerikanische Institution (www.abimfoundation. org) mit weltweiten Ablegern, das Ziel, „die Arzt-Patientenbeziehungen zu verbessern und Patientenzentrierte Betreuung zu fördern, indem Patienten und Ärzte über übermäßigen Einsatz medizinischer Ressourcen informiert werden." Dies wird auch von der Schweizerischen Akademie der Medizinischen Wissenschaften vertreten (www.samw.ch).

Zum Thema „Information" schließlich gibt es eine interessante Initiative von Studierenden der Universität Witten/Herdecke: Studierende der Medizin in fortgeschrittenen Semestern stellen sich gratis als „Dolmetscher" für Patienten zur Verfügung. Auf der Internetplattform *„Was hab' ich?"* können Patienten den ärztlichen Bericht, den sie erhalten haben, einreichen und die angehenden Ärzte übersetzen ihnen die Informationen in eine verständliche Sprache. Dieses Angebot gibt es in ganz Deutschland und jetzt auch in der Schweiz. Die beunruhigende Seite dieser Initiative ist, dass sie eine Bankrotterklärung für die Kommunikation zwischen Arzt und Patient darstellt. Wie anders kann man es bezeichnen, wenn viele Patienten offensichtlich nicht verstehen, was ihr Arzt ihnen erklärt? Dies liegt nicht etwa daran, dass es den Ärzten an gutem Willen oder sprachlichen Fähigkeiten mangeln würde. Vielmehr hat die skizzierte Tarifpolitik dazu geführt, dass die Ärzte nicht mehr genügend Zeit haben, um mit ihren Patienten ausführlich über ihr Leiden zu sprechen – womit wir wieder am Anfang der Problematik sind.

Ist meine Befürchtung, dass die menschliche Nähe in der Gesundheitsversorgung auf der Strecke bleiben wird, unbegründet oder übertrieben? Vieles deutet darauf hin, dass es oft nur menschliche Sehnsüchte sind, welche den

Trend zu alternativer Gesundheitsversorgung bewirken. Im Ernstfall gehen die meisten Menschen dann doch lieber zum etablierten „Schulmediziner".

4.12 Das Gesundheitssystem als KAS

An dieser Stelle möchte ich erneut auf die Theorie des KAS zurückkommen. Wie im 3. Kapitel dargelegt, begreift das Meikirch-Modell die Gesundheit als ein komplexes adaptives System. Aber auch das Gesundheitssystem als Ganzes lässt sich als ein komplexes adaptives System beschreiben (Abb. 4.1). Es ist eine Ganzheit, deren Grenze existiert, aber auf den ersten Blick nicht so gut erkennbar ist. Personen mit Bedarf für eine bessere Gesundheit, das heißt Patienten, werden vom System aufgenommen. Der Output, das heißt die Emergenz, besteht aus den gleichen Personen, die durch den Aufenthalt im System wenn möglich eine bessere Gesundheit erhalten haben.

Zu den Agenten gehören alle Menschen, die für die Funktion des Gesundheitssystems eine Verantwortung tragen. Es sind Politiker, Verwaltungsdirektoren, Ärzte, Pflegende, Therapeuten, alle bis zu und mit den unterstützenden Diensten, zum Beispiel auch die Hersteller von Medikamenten, Apparaten und digitalen Diensten. Die Verbesserung der Gesundheit der Menschen gemäß Meikirch-Modell ist das oberste Ziel und soll sich im Treiber ausdrücken. Die Kraft dieses Treibers wird am besten an der persönlichen Motivation der Ärzte und Pflegekräfte ersichtlich. Viele Ärzte haben Medizin studiert, um mit hohen Zielen kranken Menschen beizustehen. Auch für die meisten Pflegenden spielten menschliche Werte bei der Berufswahl eine große Rolle. Im gleichen Sinn war

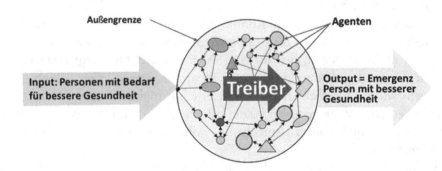

Abb. 4.1 Das Gesundheitssystem als komplexes adaptives System. Der Input besteht aus Menschen mit einem Bedarf für bessere Gesundheit und die Emergenz idealerweise aus Personen, die eine bessere Gesundheit aufweisen

früher eine entsprechende Motivation in der medizinischen Forschung weg-leitend. Seit dem Altertum ist die medizinische Ethik im hippokratischen Eid beschrieben. Heute ist er zeitgemäß zusammengefasst in der Genfer Deklaration, die im Oktober 2017 durch den Weltärztebund auf den neus-ten Stand gebracht wurde (de.wikipedia.org/wiki/Genfer_Deklaration_des_ Welt%C3%A4rztebundes).

In den letzten 50 Jahren nahmen in der Forschung jedoch Projekte mit vorwiegend kommerzieller Orientierung stetig zu. Diese Tatsache wurde in der pharmazeutischen Industrie besonders evident. Aber auch die Apparate-industrie verfolgte ihre ökonomischen Ziele immer aggressiver. So wurde bis heute die Motivation zur Verbesserung der Gesundheit der Patienten spürbar materialistischer, und in vielen Bereichen des Treibers installierten sich auch ökonomische Ziele. Diese wurden weiter verstärkt, als die Poli-tik mit den steigenden Gesundheitskosten nicht mehr fertig wurde. Heute spielen die Kosten im Treiber des Gesundheitssystems eine viel zu dominie-rende Rolle. Sie haben einen Teil der Gesundheitsziele ersetzt und damit dem Gesundheitssystem und der Gesundheit der Patienten einen beträcht-lichen Schaden zugefügt. Eine gute Zukunft für die Medizin wird sich nur ergeben, wenn alle Beteiligten wieder die Gesundheit als wichtigstes Ziel erachten und ökonomische Ziele in die zweite Priorität setzen. Dabei bleibt die Gesundheit gemäß Meikirch-Modell wegweisend, weil es sie eindeutig und klar erklärt.

Wenn die Kosten weiter steigen, wird das Gesundheitssystem nicht darum herumkommen, gewisse mögliche und sinnvolle Leistungen unter bestimmten Bedingungen auszuschließen. Solche Ausschlüsse gibt es schon länger in England. In einer demokratischen Gesellschaft kann das aber nicht einfach von oben verordnet werden. Das angemessene Vorgehen muss in interdisziplinären Arbeitsgruppen, die auch Bürger einschließen, sorg-fältig erarbeitet und kommuniziert werden. Für solche Prozesse ist wieder das Meikirch-Modell das entscheidende Hilfsmittel, weil es in Bezug auf die Gesundheit Klarheit schafft.

Im ökonomisch getriebenen Top-down-Management, das heute im gesamten Gesundheitswesen praktiziert wird, kommen alle Anleitungen von oben, das heißt von hierarchisch höheren Stellen. Dadurch erhält die gegenwärtige Organisation der Gesundheitsversorgung bedeutende Nach-teile. Der Mensch arbeitet nicht gern von außen bestimmt, sondern setzt sich lieber für selbst gewählte wertschöpfende Ziele ein. Dies äußert sich auf der praktischen Ebene im Ärger der Weisungsempfänger über Anordnungen höherer hierarchischer Ebenen. Damit werden die Arbeitsfreude und die

Leistung vermindert. Als Folge resultieren bedeutende Verluste und hohe unproduktive Kosten.

Diese Schwierigkeit kann heute beseitigt werden. Die Wirtschaft hat sich in den letzten Jahren allmählich darauf eingestellt, Modelle zu entwickeln, die autoritäres Management durch Bottom-up-Führung ersetzen. Damit werden sie einem komplexen adaptiven System weitgehend gerecht. Es handelt sich aber um eine fundamentale Veränderung, deren Essenz in der Tab. 4.1 zusammengefasst ist. Führungspersonen müssen viel dazulernen, wenn eine Bottom-up-Organisation wirklich funktionieren soll.

Im Bereich der Gesundheitsversorgung gibt es erst wenige Betriebe, die ihr traditionelles Management durch Bottom-up-Führung ersetzt haben. Ein blendendes Beispiel ist die ambulante Pflege *Buurtzorg* in Holland (www.buurtzorg.com). Sie wurde 2006 als Bottom-up-Organisation aufgebaut. Die Selbstbestimmung der Mitarbeitenden spielt die zentrale Rolle. Bei fortlaufendem Wachstum umfasst diese Organisation heute mehr als 10.000 Pflegekräfte und ist zu einer spektakulären Erfolgsgeschichte geworden. Die Patienten sind glücklich und die Pflegekräfte arbeiten mit Freude. Buurtzorg erhält viel mehr Bewerbungen, als freie Stellen verfügbar sind, und demonstriert so die interessanten Möglichkeiten dieser Organisationsform. Daraus lässt sich schließen, welche Kräfte in Bottom-up-Organisationen mobilisiert werden können. Im Vergleich zur konventionellen ambulanten Pflege haben Ernst & Young Ersparnisse von 40 % berechnet. Dieses Beispiel zeigt, dass Gesundheitssysteme erst dann ökonomisch befriedigend funktionieren werden, wenn sie innerhalb der gegebenen Rahmenbedingungen *bottom-up* geführt werden. Die entsprechenden Arbeitsweisen sind heute bestens beschrieben (Laloux, F.: *Reinventing Organizations* (deutsch). Franz Vahlen Verlag, München 2014 und 2017). Leider werden sie in der Politik noch kaum diskutiert.

Tab. 4.1 Schematischer Vergleich der Steuerung traditioneller und komplexer Organisationssysteme

	Traditionelles System	Komplexes adaptives System
Organisation	Hierarchie (Subordination)	Heterarchie (Gleichberechtigung)
Steuerung	Management	Führung: „spüren und antworten"
Struktur	Top-down-Organisation	Bottom-up, Selbstorganisation
Motivation	Befehl und Überwachung	Intrinsisch: Sinn, Ziel, Normen
Beziehungen	Anstellungsverträge	Persönliche Hingabe
Fokus	Effizienz	Lösungsorientiert
Überwachung	Aktivitäten	Ergebnisse

4.13 Bilanz

- Die Medizin hat **kein explizites Ziel.** Eigentlich ist das Ziel aller medizinischen Maßnahmen die Verbesserung der Gesundheit. Es gibt bisher jedoch keine allgemein anerkannte und verbindliche Beschreibung der Gesundheit. Dies erlaubt es jeder in diesem Bereich tätigen Fachperson, so zu handeln, wie es ihrer eigenen Vorstellung von Gesundheit oder ihren persönlichen Interessen entspricht. Diese Überlegungen zeigen, dass Zielkonflikte im Gesundheitswesen ohne das Meikirch-Modell unerkannt bleiben können.

- Gesamthaft gesehen ist das Gesundheitssystem zu einer **Dienstleistungsindustrie** verkommen, die verschiedenen und teils widersprüchlichen Zielen dienen muss. Möglichst viele neueste Geräte und Medikamente kommen zur Anwendung, die Gewinne werden maximiert. Die Medizin ist im Wesentlichen ein industrieller Komplex zur Behandlung von Beschwerden und Krankheiten und zur Förderung der Fitness geworden. Damit kann zwar bei vielen Menschen das biologisch gegebene Potenzial verbessert werden, Aufmerksamkeit für ihre immaterielle Seite, das heißt für das persönlich erworbene Potenzial, geht aber verloren. Wie wir von Viktor Frankl gelernt haben, können emotionale, seelische, geistige Kräfte einer Person außerordentlich viel zu ihrer Gesundheit beitragen.

- **Die Werte der Medizin sind mit den Werten der heutigen Ökonomie nicht kompatibel.** Die Ärzte haben seit Hippokrates eine klare Ethik. Ihre Grundlagen sind der Respekt vor dem Leben und die Integrität der Person der Patienten. Seit dem 20. Jahrhundert sind diese Grundlagen durch zwei Entwicklungen erodiert worden. Die Orientierung der Medizin an den Naturwissenschaften hat den Menschen weitgehend auf ein rein biologisches, materielles Wesen reduziert. Und in der heutigen mathematisch orientierten Ökonomie wird das Individuum auf eine statistische Zahl reduziert. Das Primat der Gewinnmaximierung hat ganz allmählich die Bestimmungsmacht über die Gesundheitsversorgung von Ärzten auf die Ökonomen, Manager und Politiker verschoben. **Damit ist die Medizin auf die Hälfte ihrer Möglichkeiten beschränkt worden.**

- **Auch das Gesundheitswesen ist ein komplexes adaptives System (KAS).** Deshalb widersteht es der ökonomisch angetriebenen Top-down-Organisation, wie sie heute von der Politik bis hinunter zu allen Mitarbeitern des Gesundheitswesens gelebt wird. Das führt zu großen Energieverlusten, die sich auch in den gegenwärtigen hohen Kosten ausdrücken. Das Gesundheitssystem muss dringend auf eine

Bottom-up-Führung umgestellt werden. Diese fördert die Arbeits-
zufriedenheit, unterstützt die Kommunikation, befriedigt die Patienten
und spart eminent viel Geld.

- **Die Medizin braucht ein Gegengewicht zum Materialismus.** Die
  Patienten wollen nicht als biologische Strukturen behandelt werden,
  deren genetische, chemische und mechanische Störungen behoben werden müssen. Deutlich wurde dies am 17. Mai 2009, als zwei Drittel der
  Stimmbürger in der Schweiz, gegen alle Argumente der Wissenschaft
  und gegen die politischen Entscheidungsträger, die Anerkennung der
  Komplementärmedizin in der schweizerischen Bundesverfassung verankert haben. Das überwältigende Resultat zeigt, dass die bisherigen
  Versuche, das Gesundheitswesen über eine weitere naturwissenschaft-
  liche Ausrichtung und immer ausgefeiltere Tarifpolitik zu sanieren, aus
  der Sicht der Bevölkerung zum Scheitern verurteilt sind. Diese Verfahren
  berücksichtigen weder die gesundheitlichen noch die menschlichen
  Bedürfnisse der Patienten.

Die Gesundheitsversorgung muss wieder neu mit Leben erfüllt werden.
Dafür gibt es faszinierende Möglichkeiten. Auf welche Weise dies geschehen
kann, ist Thema der folgenden Kapitel.

5

Fester Boden für ein klares Ziel

Inhaltsverzeichnis

> Warum die Definition von Gesundheit nach dem Meikirch-Modell einen Paradigmenwechsel auslösen wird. Was wesentlich anders wird – und was nicht. Warum der Wandel nicht nur den Patienten hilft. Und wie eine Entscheidung für den unerlässlichen Wandel möglich wäre.

Wenn die Leitgedanken des Meikirch-Modells umgesetzt werden, bedeutet dies einen Paradigmenwechsel in der Medizin. Ist diese Feststellung gerechtfertigt? Verlangt die Diagnose, dass das Gesundheitswesen in seinem Innern krank sei, wirklich derart weitgehende Folgen? Ist vielleicht diese Überzeugung nichts anderes als eine Überschätzung meiner Sicht der Problematik und der Idee zu ihrer Lösung?

Es ist nichts anderes als eine notwendige Konsequenz aus dem bisher Dargelegten, wenn ich den Begriff „Paradigmenwechsel" verwende. Ein

© Springer-Verlag GmbH Deutschland, ein Teil von Springer Nature 2019
J. Bircher, *Die verlorene Hälfte der Medizin,* https://doi.org/10.1007/978-3-662-59639-5_5

Paradigma ist ein grundlegendes Orientierungsmuster, eine grundlegende Denkweise, eine grundlegende Weltsicht oder Lehre in einem spezifischen Gebiet. Es geht bei diesem Begriff somit um das „Grundlegende". Deshalb habe ich in diesem Buch nach einer ersten Übersicht über den Ursprung des Meikirch-Modells die Ziele und die Kernpunkte aufgezeigt, auf denen es beruht: Die Beschreibung zweier Potenziale, die Bedeutung des Konzepts komplexer adaptiver Systeme für lebende Organismen, besonders für den Menschen, und eine neue Definition von Gesundheit und Krankheit. Danach habe ich an konkreten Beispielen beschrieben, woran das Gesundheitswesen krankt und warum die Situation sich dauernd verschlimmert, trotz bester Absichten vieler Beteiligter und trotz zahlreicher Vorschläge und Versuche, sie zu verbessern. Diese Einsicht wird weiterum geteilt und diskutiert. Wäre es also nicht folgerichtig, eine Besserung auf anderen Grundlagen als jenen zu suchen, die zu den vielen Missständen geführt haben? Verlangt dies nicht etwas so Umwälzendes wie einen Paradigmenwechsel? Einen Paradigmenwechsel, der etwa einer kopernikanischen Wende im Gesundheitswesen gleichkommt? Die Sterne bleiben zwar die gleichen, doch einige Zusammenhänge werden neu betrachtet.

In diesem Kapitel möchte ich beispielhaft verdeutlichen, worin dieser Paradigmenwechsel besteht und was er bewirkt. Aus der beschriebenen Definition von Gesundheit und Krankheit folgt ein neues Verständnis dessen, was „gesunden" heißt, wie dieses neu verstandene „Gesunden" erreicht werden kann und was damit gewonnen wird.

5.1   Ein einfaches Beispiel aus der Praxis

Zu einer Zeit, da in der Stadt Bern zu wenige Ärzte für den Notfalldienst zur Verfügung standen, hatte ich mich mit anderen Kollegen für Wochenend-Einsätze gemeldet. An einem Sonntagabend wurde ich zu einer Adresse im Diplomatenviertel gerufen. Nachdem mir ein Diener die Tür geöffnet hatte, führte mich die Frau des Hauses ins Schlafzimmer zu ihrem Gatten, der, so sagte sie, eine Herzkrise erlitten hatte. Der Mann, ein Mittvierziger mit leicht dunklem Teint, lag in einem leuchtend gelben Seidenpyjama im Bett. Er klagte über Schmerzen in der linken Seite der Brust, die in den Arm ausstrahlten. Er fürchtete, er hätte einen Herzinfarkt. In seinem Gesicht konnte ich allerdings keine Zeichen eines akuten Schmerzes erkennen, auch waren seine Hände nicht kalt oder feucht wie bei einem akuten Herzinfarkt. Puls und Blutdruck waren normal. Ich auskultierte die Herzgeräusche und die beiden Lungenflügel und erhob keine beunruhigenden Befunde. Nach einigen weiteren Untersuchungen war ich immer noch unsicher, denn ein Herzinfarkt war nicht zweifelsfrei auszuschließen. Das Einfachste wäre gewesen, die Ambulanz zu bestellen und den Patienten in ein Krankenhaus einzuliefern. Dort hätte man alle zur Verfügung stehenden technischen Untersuchungen durchgeführt, um einen Herzinfarkt festzustellen oder auszuschließen. Das wäre medizinisch korrekt gewesen und hätte mich vor allfälligen Haftpflichtvorwürfen geschützt. Ich zog es jedoch zunächst vor, nach anderen Ursachen der Beschwerden des Patienten zu suchen. Die Einweisung, überlegte ich, konnte ich auch später noch veranlassen.

Ich bat deshalb den Mann, die Schmerzen genauer zu beschreiben. Er habe sie schon früher anflugsweise verspürt, sagte er, ihnen jedoch keine Beachtung geschenkt. Andere frühere Erkrankungen kannte er keine. Im Verlauf des Gesprächs erwähnte er, dass seine Frau sich immer eine Tochter gewünscht hatte, aber nur Knaben zur Welt brachte. Nach dem siebten Sohn habe er erklärt, jetzt seien es genug! Mittlerweile seien die Jungen zwischen acht und 18 Jahre alt und besuchten die englischsprachige *International School of Berne,* wo sie mit Kindern von anderen Expatriates aus der ganzen Welt zusammenkämen. Ich vermutete, dass in dieser Schule nicht dieselbe autoritäre Disziplin herrsche wie in seinem Herkunftsland. „In der Tat!", rief er, plötzlich erregt. Er könne seine Autorität in der Familie nicht mehr durchsetzen. Das mache ihn ratlos und wütend. Ich fragte, was er in solchen Situationen tue. Er balle die linke Hand mit aller Kraft zur Faust in der Hosentasche, antwortete er, manchmal so stark und so lange, bis der Arm schmerze. Die Schmerzen am heutigen Nachmittag hätten ebenfalls im Arm angefangen und seien dann in die Brust übergegangen. Als er sie in der Herzgegend spürte, habe er Angst bekommen und den Notarzt rufen lassen.

Ich konnte ihm versichern, dass er keinen Infarkt erlitten habe, und lenkte das Gespräch auf die Problematik kultureller Unterschiede im Umgang mit väterlicher Autorität. Der Mann fühlte sich in seinem Konflikt verstanden und verließ beruhigt das Bett. Er führte mich in den Salon zu seiner Frau, lud mich ein zum Tee, stellte mir seine Söhne vor. Die Familie schien sichtlich erlöst. Ich verließ die Wohnung, beschenkt mit Datteln, Pinienkernen und Marzipan. Das Argument, ich hätte nur meine Pflicht getan, ließ man nicht gelten.

Diese Geschichte ist ein Beispiel dafür, worum es beim Meikirch-Modell im medizinischen Alltag geht. Der Mann hatte einen Herzinfarkt vermutet, weil ein solcher Vorfall unter seinen Kollegen im diplomatischen Dienst ein wiederkehrendes Thema ist und weil er wusste, dass Schmerzen in der Herzgegend, die in den linken Arm ausstrahlen, Symptome eines Infarkts sein können. Meine Untersuchungen vor Ort aber ergaben: Nicht das Herz, nicht das biologisch gegebene Potenzial dieses Mannes war betroffen; die Ursachen der Schmerzen lagen im persönlich erworbenen Potenzial: in der persönlichen Verankerung in seiner Kultur, im Konflikt, der sich durch das Ausscheren seiner Söhne in unsere Kultur ergab, und in der Hilflosigkeit, die er in diesem Konflikt fühlte. Das Gespräch über seine persönliche Situation bestätigte dies und ermöglichte es dem Mann, sich damit auseinanderzusetzen. Hätte ich ihn gleich ins Spital eingewiesen, hätten die aufwendigen Untersuchungen bestätigt, dass sein Herz in Ordnung war. Aber damit wäre die wahre Ursache seiner Beschwerden weiterhin verborgen geblieben – den Ärzten und vor allem ihm selbst. Er hätte sich nicht damit befassen können, und es hätte vermutlich weitere ähnliche, möglicherweise auch dramatischere Vorfälle gegeben.

Die Zeit, die ich für das Gespräch aufgewendet hatte, hat sich mehrfach gelohnt. Für den Patienten und seine Familie. Aber auch für das Gesundheitswesen. Im Spital wären hohe Kosten angefallen. Als Einzelfall ist dies unbedeutend. Was aber, wenn mein Vorgehen die Regel wäre?

Selbstverständlich weiß ich, dass ich ein Risiko eingegangen bin. Doch das wäre auch mit einer Einweisung geschehen. Jeder ärztliche Entscheid von einiger Tragweite ist mit einem mehr oder weniger großen Risiko verbunden. Natürlich weiß ich auch, dass ich mit der geschilderten Erfahrung nicht allein auf weiter Flur stehe.

Jahre später fiel mir ein Buch in die Hand, das mit zahlreichen Fällen aus über 50 Jahren ärztlicher Tätigkeit belegt, dass mein Verhalten richtig war und meine Schlussfolgerungen es noch immer sind, besonders was die Bedeutung des Zuhörens betrifft. Es heißt im amerikanischen Original „*The Lost Art of Healing*" (1996), in der deutschen Übersetzung: ***„Die verlorene Kunst des Heilens. Anleitung zum Umdenken"***. Autor dieses Buches ist der weltweit berühmte Herzspezialist Bernard Lown (Suhrkamp 2014). Es liest sich über weite Strecken wie ein Plädoyer für Kernpunkte des Meikirch-Modells *avant la lettre*. „Ich bin überzeugt", schreibt Lown, „dass ein Zuhören, das über die Hauptklage hinausreicht, der wirksamste, schnellste und kostengünstigste Weg ist, um zum Kern der meisten medizinischen Probleme vorzustoßen." Besonderes Gewicht misst Lown dabei dem ersten Gespräch zwischen Arzt und Patient zu, der Anamnese. Hier wird sorgfältig die persönliche Vorgeschichte einer Krankheit erkundet: „Die Anamneseerhebung umfasst nicht nur Informationen über die Krankheit, sondern auch das Erkennen dessen, was die Seele eines Patienten in Aufruhr versetzt." Die Beispiele, die er schildert, entsprechen genau meiner Erfahrung im Gespräch mit dem Diplomaten. Lown zitiert auch eine britische Studie,

die zeigte, dass 75 % der Informationen, die zu einer korrekten Diagnose führen, aus einer gründlichen Anamnese stammen. 10 % der Informationen gewinnt der Arzt gemäß dieser Studie aus der sorgfältigen körperlichen Untersuchung, 5 % aus einfachen Routinetests und nur 5 % aus aufwendigen und teuren invasiven Methoden. Lowns Schlussfolgerung: „Die Zeit, die man in die sorgfältige Erhebung der Krankengeschichte einschließlich der relevanten Details investiert, ist niemals vergeudet."

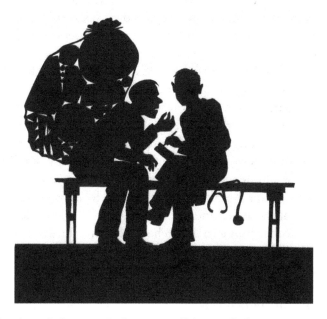

Der Arzt hört einem belasteten Patienten zu. (Scherenschnitt von Ernst Oppliger, Meikirch)

Von seinem Lehrer, einem seinerseits wegweisenden Herzspezialisten, hatte Lown gelernt, dass das wichtigste und einfachste Instrument, um eine Herzkrankheit zu erkennen, das Stethoskop ist – jenes Hörgerät, das noch heute am Hals oder in der Brusttasche der Ärzte eine Art Standessymbol ist. Es macht nicht nur normale und gestörte Herztöne hörbar. Es erlaubt auch, Geräusche in der Lunge oder im Unterleib festzustellen, die helfen, eine Krankheit zu identifizieren. Zu den ebenso einfachen wie aufschlussreichen Untersuchungsmethoden gehört das Abtasten und Beklopfen des Körpers. Die Hand, schreibt Lown, sei in der Medizin seit dem Altertum zu einem der wichtigsten diagnostischen Instrumente geworden.

Das Gespräch und die körperlichen Untersuchungen sind direkte Wege, den Patienten kennenzulernen. „Während der Anamneseerhebung beginnt der Arzt, mit dem Patienten als einem menschlichen Wesen vertraut zu werden", schreibt Lown. Und: „Die Erhebung einer Krankengeschichte hat an sich schon etwas Heilendes." Ebenso fördere der unmittelbare Kontakt mit dem Patienten, der durch die Untersuchungen am Körper entsteht, das Vertrauen in die Tätigkeit des Arztes. Die Anwendung dieser Methoden ist allerdings eine Kunst, die sorgfältig erlernt und geübt werden muss. „Beigebracht wird sie niemandem", stellt Lown lakonisch fest. Tatsächlich nimmt sie in der heutigen Ausbildung der Ärzte, wenn überhaupt, einen kleinen Raum ein.

Es könnte der Eindruck entstehen, dass ich mit den Zitaten aus dem Buch eines großen Kollegen einer einseitigen, nostalgischen Rückkehr zu einer scheinbar guten alten Medizin vergangener Jahrhunderte das Wort rede. Das Gegenteil ist der Fall. Bernard Lown ist in der internationalen Fachwelt durch bedeutende medizintechnische und pharmakologische Neuerungen berühmt geworden. Dazu gehört der Gleichstrom-Defibrillator, der in den lebensbedrohenden Momenten des Herzkammerflimmerns zum Einsatz kommt. Weiter hat Lown eine Methode entwickelt, auf elektrischem Weg Embolien zu verhindern, die im Gehirn und anderen Organen als Folge von Vorhofflimmern entstehen können (Elektrokardioversion). Auf dem Gebiet der Pharmakologie hat er entdeckt, dass der Wirkstoff Lidocain, der ursprünglich als lokales Betäubungsmittel verwendet wurde, Herzrhythmusstörungen unterbindet. Dies alles ist Standard in der heutigen Medizin. Lown schreibt denn auch:

> „Während ich über mein halbes Jahrhundert Forschungstätigkeit berichte, möchte ich kristallklar mein unerschütterliches Engagement und tiefes ‚Verwurzelt Sein' in der wissenschaftlichen Medizin betonen. Ich bin von der Unentbehrlichkeit einer wissenschaftlichen Medizin und fortgeschrittener Technologien für erfolgreiches ärztliches Handeln überzeugt. Vom begünstigten Standpunkt eines klinischen Forschers aus ist mir bewusst geworden, dass die Fürsorge für einen Patienten ohne Wissenschaft zwar gut gemeinte Freundlichkeit, nicht aber gute Medizin ist."

Dann aber fährt Lown, der den größten Teil seiner Tätigkeit dem Umgang mit Patienten gewidmet und daraus seine Erkenntnisse geschöpft hat, fort: „Andererseits beraubt eine Wissenschaft ohne Fürsorge und Anteilnahme die Medizin ihrer heilenden Fähigkeiten und negiert das unermessliche Potenzial eines uralten Berufsstandes. Beide – Wissenschaft und Medizin – ergänzen sich und sind unabdingbar für die Kunst des ärztlichen Handelns."

5.2   Ein Plädoyer für Komplementärmedizin?

Ist dies ein verdecktes **Plädoyer für Komplementärmedizin?** Wenn man den Begriff „komplementär" wörtlich nimmt, so sind beide Arten ärztlichen Handelns, die biologisch ausgerichtete und die Heilkunst, die auch das persönlich erworbene Potenzial anspricht, komplementär: Sie ergänzen sich gegenseitig. Dies entspricht genau den Grundsätzen des Meikirch-Modells. Doch das Meikirch-Modell selbst ist weder Komplementär- noch Alternativmedizin, sondern ein Modell, das auf der Basis von Wissenschaft jeden Patienten als integrale Persönlichkeit und das gesamte Gesundheitswesen betrifft. Darin sind sowohl die darin tätigen Menschen als auch die verschiedenen Institutionen und Fachrichtungen inbegriffen. Was jedoch den heute allgemein verwendeten Begriff von Komplementärmedizin betrifft, will ich präzisieren:

Zur Komplementärmedizin gehören in der Schweiz und in Deutschland die Homöopathie, die Phytotherapie (Pflanzenheilkunde), die traditionelle chinesische und die anthroposophische Medizin. Von der sogenannten Schulmedizin wurden diese Methoden bisher konsequent als unwissenschaftlich und unwirksam abgelehnt.

Umstritten ist besonders die Homöopathie. Tatsächlich konnten nach rein wissenschaftlichen Methoden in den „Kügelchen", den Heilmitteln, welche in der Homöopathie eingesetzt werden, die angeblich extrem stark verdünnt vorhandenen Wirkstoffe nicht mehr nachgewiesen werden. Umstritten ist, ob trotzdem ein ursächlicher Zusammenhang zwischen einer homöopathischen Behandlung und einer Heilung besteht. Eine Auswertung von 176 Einzelstudien über die Wirksamkeit der Homöopathie, durchgeführt vom australischen Forschungsrat für Gesundheit und Medizin *(National Health and Medical Research Council)*, ergab: „Es gibt keine medizinischen Indikationen, bei denen eine zuverlässige Evidenz für die Wirksamkeit von Homöopathie existiert." Vertreter der Homöopathie verweisen jedoch auf zahlreiche Studien, die sie in Auftrag gegeben haben und die einen ursächlichen Zusammenhang zwischen Behandlung und Resultat nachweisen. Ob zu Recht oder zu Unrecht, bleibt offen.

Erstens Unbestritten ist erstens, dass Krankheitssymptome mancher Patienten nach einer homöopathischen Behandlung verschwinden können. Die Frage ist, worauf dies zurückzuführen ist. Oft wird der Placebo-Effekt genannt, also die Heilung durch den Glauben an die Wirksamkeit des Medikaments. Das kann gut sein. Ich sehe aber den Hauptgrund darin, dass homöopathisch arbeitende Ärzte als Erstes mindestens eine Stunde lang ein Gespräch über die Situation und Krankengeschichte des Patienten führen. Dadurch fühlt sich der Patient ernst genommen und verstanden. Er erfährt eine persönliche Zuwendung, und dies kann seine „Selbstheilungskräfte" aktivieren. In den Begriffen des Meikirch-Modells heißt das: Der Patient mobilisiert sein persönlich erworbenes Potenzial. Dies wirkt sich über die zehn Interaktionen auf die vier anderen Komponenten aus und kann zu einem neuen Gleichgewichtszustand des Systems führen. In einem KAS können Änderungen in einem Teil ohne Weiteres Modifikationen in anderen Teilen des Systems bewirken. Und wenn ein Patient dadurch in die Lage versetzt wird, die Anforderungen an sein Leben zu erfüllen, ist er wieder gesund. Dies ist auf verschiedensten Wegen möglich. Zum Beispiel kann ein Patient die Sinnfrage seines Lebens neu stellen und neu beantworten. Oder der Patient entdeckt in sich brachliegende Seiten seiner Persönlichkeit und lernt sie neu einzusetzen. Solche und viele andere Möglichkeiten können sich in einem guten Patient-Arzt-Gespräch entwickeln und, wenn nötig, in weiteren Konsultationen vertiefen. So ist es grundsätzlich denkbar, dass dadurch ein blockiertes KAS neu mobilisiert wird und dass es Blockierungen überwindet.

Die komplementärmedizinischen Methoden erfüllen drei der Voraussetzungen für die Aktivierung des KAS eines Patienten (Wampold, B. E., und Imel, Z. E.: *The great psychotherapy debate*. Routledge, 2nd ed., New York 2015):

1. Die Vertrauenswürdigkeit des Therapeuten
2. Das Vertrauen in die therapeutische Erfahrung des Therapeuten
3. Das Vertrauen in die gewählte therapeutische Methode

Ob dies für eine heilende Wirkung genügt, ist nicht gesagt. Die komplementärmedizinischen Methoden erfüllen aber diese Bedingungen in vielen Fällen. Mit dem Meikirch-Modell kann ihre verbreitete Wirksamkeit verstanden werden, ohne einer naturwissenschaftlichen Denkweise Zwang anzutun. Es braucht jedoch noch viel Forschung, um wissenschaftlich zu klären, welcher Zusammenhang zwischen diesen Methoden und einer verbesserten Gesundheit besteht.

Zweitens Zweitens ist es eine Tatsache, dass immer mehr Menschen Heilung in der Komplementärmedizin suchen. Und immer mehr überzeugte Schulmediziner stellen öffentlich fest: Es ist der ökonomische Druck, möglichst schnell mittels teurer Apparaturen und Methoden eine Diagnose zu erstellen, der diesen Trend fördert. Bernd Hontschik zum Beispiel, ein

Chirurg und viel gelesener medizinischer Kolumnist, hält nichts von Homöopathie, verurteilt jedoch das „Maschinenmodell der Schulmedizin", in welchem den Patienten „vor allem Technik angeworfen wird". Deshalb würden sie nach etwas anderem suchen. „Wenn sie dann jemanden gefunden haben, der präsent ist, der zuhört und sich Zeit nimmt, dann ist das schon etwas ganz Tolles."

Seit in der Schweiz mit zwei Dritteln der Stimmenden und der Mehrheit in allen Kantonen die Volksinitiative *„Zukunft mit Komplementärmedizin"* angenommen wurde, steht in der Bundesverfassung: „Bund und Kantone sorgen im Rahmen ihrer Zuständigkeiten für die Berücksichtigung der Komplementärmedizin." Dies führte dazu, dass seit dem 1. August 2017 die obligatorische Krankenversicherung ärztliche Leistungen der anthroposophischen Medizin, der traditionellen chinesischen Medizin, der ärztlichen Homöopathie und der Phytotherapie übernimmt. Zudem anerkannte der Bundesrat, dass diese Therapien die Anforderungen erfüllen, die auch an die Schulmedizin gestellt werden: Wirksamkeit, Zweckmäßigkeit und Wirtschaftlichkeit. Im Fachjargon: die *WZW-Kriterien.*

Auch wenn ich die Bedeutung der Komplementärmedizin im skizzierten Sinn anerkenne, bin ich überzeugt: Nur eine **Aufwertung der Rolle der Hausärzte** würde den Patienten und dem Gesundheitswesen nachhaltig nützen und zu jenem Wandel beitragen, der manche gegenwärtige Probleme wirklich lösen könnte. Außerdem würde sie die Attraktivität der Komplementärmedizin mindern. Denn die Tätigkeit der Hausärzte, so wie sie ursprünglich gedacht ist, vereint den entscheidenden Pluspunkt der Komplementärmedizin mit dem Leistungsangebot der Schulmedizin. Interessant ist, dass vermehrt Ärzte, die in der Schulmedizin tätig waren, auch komplementärmedizinische Methoden anwenden. Dies gebe ihnen die Möglichkeit, sagen manche, ihre Arbeit so zu tun, wie sie diese als Arzt aus Berufung tun möchten. Damit entgehen sie dem Diktat der Tarifordnung, welche die persönliche Auseinandersetzung mit der Situation des Patienten zeitlich drastisch einschränkt. Ein Hausarzt in meinem Bekanntenkreis ist überzeugt: „Hausärzte, die ihre Arbeit richtig machen, verarmen." Um die Zeit verrechnen zu können, die er aufwenden will, um sich seinen Patienten angemessen zu widmen, arbeitet er teilweise als Komplementärmediziner.

Die Aufwertung der Hausarztmedizin ist im Rahmen des Paradigmenwechsels ein wichtiger Schritt. Er würde einen Teil des Gesundheitswesens auf eine robustere Basis stellen, welche den elementaren Bedürfnissen der Patienten entgegenkommt, angemessene Therapien gewährleistet und zu einer wesentlichen Minderung der Gesundheitskosten führt.

Ist das alles? Selbstverständlich reduziert sich die Umsetzung des Mei-kirch-Modells nicht darauf, der Anamnese, den elementaren Unter-suchungsmethoden und der Hausarztmedizin ihre altbewährte Bedeutung wiederzugeben. Sonst schiene es in der Tat vermessen, von einem Para-digmenwechsel zu sprechen. Doch es wäre ein wichtiger Schritt auf dem Weg dorthin. Denn die Priorität des Gesprächs und elementarer Unter-suchungsmethoden vor dem Einsatz des ganzen Spektrums medizinischer Technologie ist bestimmend für die diagnostischen und darauffolgenden therapeutischen Maßnahmen.

5.3   Das Ziel ist das Ziel

Das Ziel ist Gesundheit. Darüber besteht Einigkeit. Einigkeit besteht jedoch nicht darüber, was Gesundheit ist. Ich komme zurück auf die Bilanz des vorangehenden Kapitels. Darin habe ich festgestellt, dass der mangelnde Konsens darüber, was Gesundheit ist und wie dieses Ziel erreicht werden soll, jedem Arzt die Freiheit gibt, jene Medizin zu praktizieren, die sei-ner eigenen persönlichen Vorstellung von Gesundheit entspricht. Dies hat zu einem vielfältigen Angebot geführt, aber gesamthaft die Probleme im Gesundheitswesen verschlimmert.

Ohne ein klar definiertes Ziel treibt jede Institution oder jedes Unter-nehmen dahin wie ein Schiff ohne Steuer. Wohin dies führt, muss ich nicht beschreiben. Um ein Ziel zu erreichen, braucht es einen Kompass, der es möglich macht, die gewünschte Richtung zu erkennen und einzuhalten. Je klarer ein Ziel formuliert ist, desto präziser kann es verfolgt werden; je weni-ger deutlich das Ziel feststeht, desto mehr Energie geht verloren durch die fortlaufende Notwendigkeit, Irrwege zu korrigieren. Für erfolgreiche Unter-nehmen sind diese Zusammenhänge längst eine Selbstverständlichkeit. Für das Gesundheitswesen ist es neu, muss aber zur Selbstverständlichkeit wer-den. Die Vorteile liegen auf der Hand:

Die Bestimmung eines definierten Ziels

- schafft Klarheit über den Zweck und die Daseinsberechtigung einer Orga-nisation,
- schafft Transparenz über die zugrunde liegenden Werte,
- zeigt auf, wie eine Organisation im übergeordneten Ganzen eingebunden ist,
- ermöglicht innerhalb der Organisation einen Konsens unter allen Beteiligten über ihren Zweck und ihre Daseinsberechtigung.

Ist das Ziel bestimmt,

- sind Sinn und Zweck der Organisation für jedermann einsichtig und nachvollziehbar,
- erhalten alle Aktivitäten eine gemeinsame Richtung,
- werden Einsatz und Kräfte aller Beteiligten vereint und gebündelt,
- ergeben sich klare Prioritäten,
- werden Erfolg und Misserfolg rasch sichtbar; Erfolg kann gefördert und Misserfolg korrigiert werden.

Die Definition von Gesundheit nach dem Meikirch-Modell ist kein unantastbares Paradigma. Doch sie ist **ein pragmatischer Ausgangspunkt für den Paradigmenwechsel.**

Das Wort „Definition" kommt vom lateinischen *finis,* „Grenze"; es bedeutet also Eingrenzung. Zum Wesen der Definition von Gesundheit nach dem Meikirch-Modell gehört es, dass sie die Grenzen dessen, was gesund (und was krank) ist, präzisiert. Denn Gesundheit ist nach dieser Definition ja von Fall zu Fall als die Fähigkeit beschrieben, den individuellen, den gesellschaftlichen und den durch die Umwelt gegebenen Anforderungen des Lebens zu genügen. Wenn ein Mensch das weiß, bestimmt er selbst, in welcher Art und Weise er sein Leben gestalten will, wie viel und welche Art von Gesundheit er anstrebt und auf welche Weise er seine Ziele erreichen will.

Dies wertet die Rolle des Arztes nicht ab. Nach wie vor stellt er die Diagnose. Nach wie vor ist es dessen Aufgabe, den Patienten aufzuklären über Chancen, Gefahren, Risiken, Fehleinschätzungen und über Möglichkeiten, sie zu beeinflussen. Es ist die ausschließliche Kompetenz des Arztes, die Therapie durchzuführen, zu begleiten und zu überwachen. Entsprechend bleibt das Patient-Arzt-Gespräch im Zentrum. All dies sind Voraussetzungen, die der Patient akzeptieren muss und in der Regel auch erwartet. Grundlage der Beziehung zwischen Arzt und Patient ist jedoch das gemeinsame Ziel: Gesundheit im Sinn der gemeinsamen Definition. Wesentlicher aber ist noch etwas anderes: Die Rolle des Arztes im Gesundheitswesen wird generell aufgewertet. Denn das Ziel Gesundheit im Sinn des Meikirch-Modells bedeutet als logische Konsequenz das Ende der Priorität des ökonomischen Erfolgs.

5.4   Das Ende der Priorität des ökonomischen Erfolgs

Die zur Genüge geschilderten Missstände, die durch das ökonomische Diktat im Gesundheitswesen und besonders in den Spitälern entstehen, sind nicht neu. In seinem Buch „Die verlorene Kunst des Heilens" beklagte Bernard Lown schon 1996 „die Übernahme des Gesundheitswesens durch die Wall Street", und er stellte fest: „Ein profitorientiertes Gesundheitswesen verlangt vom Arzt, dass er als eine Art Torhüter agiere, der über Zuteilung oder Ablehnung einer Krankenversorgung befindet." Lowns Urteil basiert auf seinen jahrzehntelangen Erfahrungen als leitender Spitalarzt in den USA, die sich rühmen, das beste Gesundheitswesen der Welt zu haben. Das mag für jene zutreffen, die sich die Leistungen der in den USA hervorragenden Spitzenmedizin leisten können. Doch der Bericht einer internationalen Gruppe, die 195 Länder miteinander verglichen hat, zeigt eindeutig: Das US-amerikanische Gesundheitswesen ist das teuerste der Welt, aber unter den Ländern mit hohem Einkommen auch das am wenigsten effiziente und effektive. (GBD2015 Healthcare Access and Quality Collaborators, Lancet 390, 231-66, 20179). Die Bevölkerung der USA „ist kränker und hat eine höhere Sterberate" als diejenige anderer Länder mit hohem Einkommen. Es ist auch belegt, dass im Vergleich zu diesen Ländern in den USA am meisten Menschen unter Bedingungen sterben, die im Prinzip erfolgreich gemeistert und behandelt werden könnten.

Es geht mir nicht darum, die USA zum Sündenbock zu machen. Doch die dortige Entwicklung zeigt, wohin der Trend einer auf die Ökonomie zentrierten Medizin führt. Bei uns kommt er einfach etwas später. Im Vorwort zur deutschen Ausgabe seines Buchs „Die verlorene Kunst des Heilens" zog Lown den Schluss: „Das gegenwärtige System einer sogenannten ‚gemanagten' Gesundheitsfürsorge beraubt nicht nur Ärzte ihrer eigentlichen Aufgabe, sondern auch – und das ist noch viel schlimmer – die Patienten ihrer Persönlichkeit."

Diesem Trend kann man entgegenwirken und ihn umkehren. Beispiele dafür gibt es gerade auch in den USA; eines davon kenne ich aus eigener Erfahrung: die Mayo Clinic. Mein Vater hatte 1920 beabsichtigt, die Klinik des amerikanischen Ernährungs-Reformers John Harvey Kellogg kennenzulernen. Zusammen mit seinem Bruder hatte Kellogg die *Cornflakes* sowie die *Erdnussbutter* erfunden. Auf der Überfahrt in die USA lernte mein Vater aber die Brüder William und Charles Mayo kennen, die als Chirurgen von einer Studienreise über europäische Entwicklungen in der Chirurgie und der Medizin zurückkehrten. Sie boten ihm an, statt zu Kellogg, in ihre Clinic zu kommen, die ihr Vater, William Worrall Mayo, 1889 in Rochester im Staat Minnesota gegründet hatte. Dessen Grundsatz lautete: „*The needs of the patient come first*", an erster Stelle stehen die Bedürfnisse des Patienten. Dieser Grundsatz gilt noch heute in der Mayo Clinic und überzeugte mich ebenso wie damals meinen Vater, der ein Jahr lang dort gearbeitet hatte. Deshalb beschloss ich als junger Arzt, auch selbst die Mayo Clinic zu erleben. Dank Empfehlungen von Ärzten, die mich während meines Internships in Trenton, New Jersey, kennengelernt hatten, und dank der Erinnerung an meinen Vater erhielt ich eine Anstellung und durfte mich während drei Jahren einer großartigen Weiterbildung widmen. Ich wusste, mein Gehalt würde in keiner Weise reichen, um mich mit Frau und erster Tochter durchzubringen, doch die Erfahrungen, die ich dort sammeln konnte, waren uns wichtiger.

William Worrall Mayo hatte die Clinic auf Drängen franziskanischer Ordensschwestern aufgebaut. Er war Mitglied einer Freimaurer-Loge. Die Ideale der Freimaurerei, Freiheit, Gleichheit, Brüderlichkeit, Toleranz und Humanität, haben bei allen Unterschieden einen ähnlichen Nährboden wie die Einstellung des heiligen Franz von Assisi gegenüber Menschen, Tieren, Pflanzen und der ganzen Schöpfung. So fiel es Mayo nicht schwer, die franziskanischen und die freimaurerischen Ideale in den *core values,* den Grundwerten, zu vereinen, nach denen in der Mayo Clinic bis heute gearbeitet wird. Es sind dies:

- höchste professionelle und ethische Standards sowie ein Verantwortungsbewusstsein, das das Vertrauen der Patienten rechtfertigt,
- gegenseitiger Respekt gegenüber Patienten, ihren Familien und den Kollegen auf allen Stufen,
- Mitgefühl mit den Patienten und ihren Angehörigen,
- Vermittlung von Hoffnung und Wohlbefinden, Respekt vor den physischen, emotionalen und spirituellen Bedürfnissen der Patienten,
- Vereinigung der Fähigkeiten und Kenntnisse aller Mitarbeiter in optimaler Zusammenarbeit,
- Förderung von Innovationen im Dienst der Patienten,
- hervorragende Leistungen auf allen Stufen,
- umsichtiger Umgang mit unseren menschlichen, natürlichen und materiellen Ressourcen.

Nicht nur der Patient steht also im Mittelpunkt der Aufmerksamkeit und Tätigkeit der Mitarbeiter der Mayo Clinic, sondern auch die Angehörigen und, besonders wichtig, die Mitarbeiter selbst. Dies schafft eine Atmosphäre der Menschlichkeit, der gegenseitigen Achtung und des Respekts. Es ermöglicht Achtsamkeit gegenüber den anderen, und es schafft die Ruhe, in welcher gute Arbeit geleistet werden kann. Es kommt das zum Tragen, was der Ökonom Dr. Heinrich Anker bilanziert: „Wer Leistung fordert, muss den Menschen Sinn und Wertschätzung bieten! Wo dies der Fall ist, sind die Mitarbeitenden in der Lage und gewillt, über sich selbst hinaus zu wachsen und ihr Bestes zu geben." (*Ko-Evolution versus Eigennützigkeit.* Erich Schmidt Verlag, Berlin 2012).

Zur fruchtbaren Atmosphäre trägt zweifellos auch die ökonomische Situation bei. Die Mayo Clinic ist eine *Non-Profit-Organisation,* muss also nicht Gewinn abwerfen. Außerdem sind die Ärzte mit einem fixen Lohn angestellt. Sie erhalten keine Boni für Operationen oder zusätzliches Einkommen für die Behandlung von Privatpatienten. Ihr Lohn beträgt heute 85 % des mittleren Einkommens von Ärzten im jeweiligen Spezialgebiet in den USA. Interessanterweise mindert dies weder die Motivation noch die Leistung. Im Gegenteil. Die Motivation kommt aus dem persönlichen Engagement für die Patienten, das mit allen Kollegen geteilt wird, und die bestmögliche Leistung ist die logische Folge davon. Dasselbe gilt für alle Mitarbeiter.

Besonders wichtig ist in diesem Zusammenhang, dass der CEO nicht Manager und nicht Ökonom ist, sondern Arzt. Denn die Ziele des Ökonomen sind nicht dieselben wie die Ziele des Arztes. Ich komme zurück auf die Bedeutung eines klaren Ziels. Die fehlende Einigkeit über die Ziele der Gesundheitsversorgung führt zwangsläufig zu Konflikten. Dies ist eines der Grundübel in bestehenden Gesundheitswesen.

Unterdessen gibt es in den USA nebst der Clinic in Rochester, Minnesota, zwei große Niederlassungen, zudem Forschungs- und Ausbildungszentren. Die insgesamt rund 56.000 Mitarbeiter werden alle sorgfältig in die *core values,* die zentralen Wertvorstellungen, eingeführt und bei deren Umsetzung in der Arbeit begleitet. Dabei werden auch gute Gewinne erwirtschaftet, jedoch wieder in die Klinik investiert. Hätten die Kriterien von Managern und Investoren das Sagen, würde bald das Gewinnstreben an erster Stelle stehen und die Bedürfnisse der Patienten das Nachsehen haben – was letztlich mit den Grundsätzen der Clinic nicht vereinbar wäre und sich somit auch wiederum auf die Gewinne auswirken würde.

Es ist offensichtlich, dass meine Erfahrungen in der Mayo Clinic Jahrzehnte danach das Meikirch-Modell mitgeprägt haben. „*The needs of the patient come first*" gehört sozusagen zum Hintergrund der neuen Definition der Gesundheit. Wissenschaftlich gesagt: Dieses Prinzip muss zum Treiber werden, der die Entwicklung des Gesundheitswesens als KAS in die richtige Richtung führt. Heute sind vor allem ökonomische Ziele und Zwänge der Treiber im Gesundheitswesen. In Zukunft muss es einzig und allein das Meikirch-Modell sein. Das bedeutet:

- Seelische, geistige und soziale Komponenten einer Krankheit werden als bedeutungsvoll anerkannt und im Therapieplan mitberücksichtigt;
- deshalb ist die Berücksichtigung des persönlich erworbenen Potenzials des Patienten ebenso wichtig wie die des biologisch gegebenen;
- dadurch erhält die ärztliche Kompetenz die Priorität vor der ökonomischen;
- und medizinische und chirurgische Maßnahmen werden in den gesamten Therapieplan integriert und auf das Angemessene beschränkt.

All dies sind wesentliche Komponenten des Meikirch-Modells.

Wäre es, unvoreingenommen betrachtet, so schwierig, ein Spital nach den Grundsätzen der Mayo Clinic umzubauen? Es stimmt, ein neues Fundament müsste gelegt werden. Für physische Bauten bedeutet dies in der Regel, dass das ganze Gebäude abgerissen werden muss. Wäre es bei einem geistigen Gebäude, einer Organisation, einer Institution nicht einfacher? Könnten nicht ganze Elemente im neuen Zusammenhang eingesetzt und wieder verwendet werden? Und wäre konkret in einem Spital nicht die ganze medizinische Infrastruktur weiter verwendbar, nur anders?

Die große Hürde liegt vermutlich nicht in anderen Überzeugungen, sondern bei den Verlierern.
Bei einem Wandel geht der Halt einer bisherigen Überzeugung oder Ordnung verloren und muss durch eine neue ersetzt werden. Es braucht die Gewissheit, dass die neue Denkweise wirklich besser ist als die alte. Interessanterweise ist dies in der Medizin alltäglich. Es kommen fortlaufend derart viele diagnostische und therapeutische Neuerungen dazu, dass Ärzte durch regelmäßige Lektüre in Fachzeitschriften gegenüber neuen Inhalten immer offen sein müssen. Bei einer Erneuerung der Organisation jedoch dürfte der Umgang mit Verlierern das Hauptproblem sein. Bisherige Erfahrungen haben gezeigt, dass sich auch Ärzte für ihre Privilegien intensiv einsetzen können. Dazu gehören wohl auch die Privateinnahmen.

5.5   Tod und Sterben

Der in diesem Kapitel besprochene Paradigmenwechsel schließt auch den Tod mit ein. Es geht um dessen Bedeutung für das einzelne menschliche Leben mit all seinen Aspekten, genauer gesagt, um die Chancen, die das Bewusstsein des eigenen Todes für die Gestaltung des Lebens und insbesondere der Zeit des sich nähernden Todes bedeutet. Der humanistische Gelehrte, Schriftsteller und Staatsmann Wilhelm von Humboldt (1767–1835) schrieb: „Es ist, als kennte man nicht das ganze Leben, wenn man nicht den Tod gewissermaßen in den Kreis miteinschließt."

Betrachtet man die Aufwendungen für die Gesundheit im Alter, könnte man meinen, unser Gesundheitswesen kümmere sich ganz besonders um die Menschen in der letzten Lebensphase. Gegenwärtig machen die Gesundheitskosten für Personen im Alter von über 75 Jahren fast ein Drittel der gesamten Gesundheitsausgaben aus, während der Anteil dieser Gruppe an der Gesamtbevölkerung nur 8 % beträgt. Ein wesentlicher Teil dieser Ausgaben ergibt sich aus Therapien und Eingriffen in der letzten Lebensphase, die dieses Leben verlängern sollen, oft jedoch nur teuer, sinn- und erfolglos sind.

Im Meikirch-Modell ist jedoch die ökonomische Seite dieser Tatsache nicht wichtig. Das Wichtigste ist ein paradigmatisches Umdenken, das mit der Einsicht beginnt: Eine Gesundheitsversorgung, die einseitig darauf ausgerichtet ist, biologisches Leben um jeden Preis zu erhalten, absorbiert Kräfte sowohl des Gesundheitspersonals als auch der Patienten für ein fragliches Ziel. Es fokussiert alle Anstrengungen auf Maßnahmen, die nur einfach das biologische Überleben ermöglichen sollen. Damit reduzieren sich medizinische Tätigkeiten letztlich auf die materialistische Ebene, und die Patienten, um deren Wohl es geht, werden um die Chance gebracht, Zeit und Kraft für das Nachdenken über ihr gelebtes Leben und über ihr Lebensende zu nutzen. In dieser Lebensphase können auch ungelöste Konflikte, böse Erfahrungen, verschleppte Frustrationen verarbeitet werden. Und mindestens ebenso wichtig: Die Erinnerungen an die guten Seiten des Lebens sollen wieder lebendig werden und positive Kräfte erzeugen können.

Der Arzt und Professor für Palliativmedizin Gian Domenico Borasio schrieb in seinem Buch „Über das Sterben" (C. H. Beck Verlag, 8. Auflage, München 2012): „Ärzte werden mit einer Ethik des Handelns sozialisiert." Am Ende des Lebens sei jedoch eher „liebevolles Unterlassen" angebracht. Unterlassen in diesem Sinn heißt nicht, den alternden und kranken Menschen sich selbst zu überlassen. Es heißt nicht, Zuwendung und fürsorgliches Handeln zu vermeiden. Es heißt vielmehr, dem Patienten in seiner letzten Lebenszeit den Raum und die Freiheit zu geben, selbstreflektiert darüber zu entscheiden, wie er diese Zeit leben und wie er danach sterben will.

Man kann einwenden, dass die meisten Menschen im Angesicht des Todes nichts anderes wollen als weiterleben und dass sie sogar ein Recht haben, alles einzufordern, was ihr Leben verlängert. Eine Untersuchung von Sterbebegleitern zeigt, dass nur etwa ein Fünftel der Patienten in der Lage und bereit ist, ohne Beistand in innerem Frieden zu sterben. Dies ist jedoch nichts anderes als ein weiterer Hinweis darauf, wie wichtig ein Paradigmenwechsel in der Haltung gegenüber dem Tod ist. Würden Ärzte die Bedeutung des persönlich erworbenen Potenzials ernst nehmen, müssten sie ihre Patienten rechtzeitig auf die Vorbereitung zum Sterben aufmerksam machen. Pragmatisch könnten erfahrene Menschen Einzel- und Gruppengespräche anbieten sowie auf Kurse und entsprechende Literatur hinweisen. Das Thema „Tod und Sterben" müsste in der Medizin ein ärztliches Anliegen sein. Was bisher geschieht, ist leider bescheiden. Die Palliativmedizin ist zwar hervorragend, kommt aber meist sehr spät und ist ungenügend finanziert. Eine reife Einstellung zum Tod als Lebensaufgabe könnte das Verständnis eines gesunden Lebens fördern.

5.6   Wir brauchen eine neue Gesundheitskultur

Damit dies realisiert werden kann, braucht es eine neue Gesundheitskultur. Kultur ist der geistige Nährboden, der eine Gesellschaft, eine Organisation, eine Institution trägt und prägt. Sie bestimmt die Ausrichtung des Denkens, Handelns und Schöpfens. Kultur hat in der Geschichte der Menschheit in kleinen Kreisen immer wieder zu großen kreativen Leistungen, Blüte und sogar allgemeinem Wohlstand geführt. Erosion oder Degeneration von Kultur bedeutet Verlust all dieser Qualitäten, Rückfall in primitive Verhaltensweisen, zerstörerische Machtkämpfe, Gewalt, Chaos und Not.

Gesundheitskultur fängt an mit einer bewussten Vorstellung dessen, was Gesundheit ist. Daraus resultieren konvergente, sinnvoll zusammenwirkende Maßnahmen, die der Verwirklichung dieser Vorstellung dienen.

Gesundheitskultur im Sinn des Meikirch-Modells

- fängt an mit der Freude an der Geburt eines Menschen und findet ihre Erfüllung in einem innerlich akzeptierten und würdigen Tod;
- legt das Hauptgewicht darauf, ein sinnvolles Leben zu führen und dadurch so weit als möglich Krankheiten vorzubeugen;
- arbeitet in der Gesellschaft darauf hin, Menschen darin zu unterstützen, diesen Zielen nachzuleben;
- betrachtet jede Krankheit oder Verletzung als Herausforderung zur Arbeit an der persönlichen inneren Entwicklung;
- strebt eine Gesundheitsversorgung an, die sich von diesen Voraussetzungen ausgehend gegen das Ende des Lebens auf Maßnahmen konzentriert, die ihre Patienten in die Lage versetzen, selbstbestimmt das Ende ihres Lebens zu akzeptieren.

Ein Kind kann ganz allmählich in eine Gesundheitskultur hineinwachsen. Die Art und Weise, wie es geliebt, ernährt und gepflegt wird, ist von Geburt an prägend für sein späteres Verständnis des eigenen Lebens. Sobald seine Aufnahmefähigkeit dies zulässt, können Eltern und Lehrer ein Bewusstsein für Gesundheit auch auf einer intellektuellen Ebene wecken. Das Kind soll wissen, welche Bedeutung gute Ernährung, Bewegung, Luft, Licht, Hygiene für die körperliche Gesundheit haben. Es wird erkennen, welchen Schaden die Missachtung dieser Gesichtspunkte anrichtet. Es wird erfahren, was für seine Gesundheit förderlich ist: geistige Tätigkeiten, die Suche nach Sinn im Leben, ein friedliches und teilnehmendes Zusammenleben mit seinen Mitmenschen und ein verantwortungsvoller Umgang mit den Ressourcen seiner Umwelt. Es wird das Bewusstsein dafür erlangen, wie es seine biologisch gegebenen Potenziale fortlaufend pflegen kann und wie wichtig es zugleich ist, sich während des ganzen Lebens auch für den Erwerb persönlicher Potenziale einzusetzen.

In diesem Zusammenhang ist eine weitere Kompetenz von Bedeutung: Selbstführung. Wenn Gesundheitskultur durch Familie und Schule bereits in der Kindheit vermittelt wird, wird das Individuum fähig, seine Gesundheit selbst in die Hand zu nehmen. Beispielsweise weiß es nicht nur, wie schädlich Fettsucht ist, sondern es sorgt aus Überzeugung für gesunde Essgewohnheiten. Es lernt, mit negativen Gefühlen umzugehen. Es wird vertraut mit persönlichkeitsfördernden Methoden, wie zum Beispiel gewaltfreie Kommunikation, Meditation, Spiritualität, und wählt, was ihm zusagt. Selbstführung ist sowohl ein entscheidendes Mittel zur Prävention von Krankheiten als auch eine Einstellung, die zur lebenslangen Entwicklung und Erweiterung der eigenen Persönlichkeit befähigt.

Wenn einmal die Vorteile einer gelebten Gesundheitskultur in einer breiten Öffentlichkeit und unter den Entscheidungsträgern akzeptiert sind, wird auch die Hürde eines grundsätzlichen Umdenkens überwunden werden. Das Meikirch-Modell wird dann zu einer Richtschnur und Grundlage für die praktische Umsetzung im Alltag der Menschen und im Gesundheitswesen. In diesem Sinne ist das Modell universell einsetzbar.

Das Meikirch-Modell ist insofern umfassend, als es Gesundheit als ein komplexes Ganzes betrachtet. Es bestimmt nicht rigoros, was zu seiner Umsetzung notwendig ist. Im Gegenteil: Die Maßnahmen können an unterschiedliche kulturelle und materielle Voraussetzungen einer Gesellschaft angepasst bzw. in Abstimmung mit diesen realisiert werden. Dies ist im indischen Staat Odisha bereits geschehen. Das 7. Kapitel wird darüber berichten, wie es dazu gekommen und was daraus geworden ist. Dieses „Pilotprojekt" zeigt, dass das Meikirch-Modell kein abgehobenes Ideal ist. Es ist konkret genug, um praktisch umgesetzt zu werden. Wo, wie in Odisha, der Nutzen und die Notwendigkeit eingesehen werden, steht einer Verbesserung des Gesundheitsverhaltens nichts entgegen. Durch das Meikirch-Modell werden Potenziale und Ressourcen einer Region genutzt, um eine effektive und effiziente Gesundheitskultur zu realisieren. Entscheidend dabei ist, die Potenziale als Ressourcen zu erkennen und einzusetzen, statt sie zu vernachlässigen.

5.7 Zusammenfassung

- Ein Paradigmenwechsel ist eine grundlegende Neuorientierung im Denken und Handeln, welche tiefgreifende Veränderungen im davon betroffenen System bewirkt. Ein Paradigmenwechsel im Gesundheitssystem liegt dann vor, wenn das Ziel all seiner Aktivitäten neu definiert sowie allgemein akzeptiert wird und alle Aktivitäten auf dieses Ziel ausgerichtet werden.
- Das Meikirch-Modell bietet durch seine Definition von Gesundheit und Krankheit ein klares, allgemein akzeptierbares Ziel und damit die Basis für einen Paradigmenwechsel im Gesundheitswesen.
- Das Unbehagen über die derzeitige Situation in unserem Gesundheitswesen und die Kritik an den Zuständen wächst bei allen Beteiligten. Es kann bald einen Grad erreichen, der allgemein als unerträglich empfunden wird. Die bisherigen Ansätze zu Korrekturen sind jedoch Stück- und Flickwerk geblieben, während die Situation fortwährend schlimmer wird. Besonders trifft dies auf die Versuche zu, die Steigerung der Gesundheitskosten mit Mitteln der Ökonomie zu stoppen. Das Gegenteil resultiert daraus.
- Das Meikirch-Modell ist nicht auf ein Teilziel wie die Senkung der Gesundheitskosten ausgerichtet. Es geht von einem übergeordneten Ziel aus, dessen Realisierung eine neue Gesundheitskultur schafft. Dies wirkt sich auf

alle Teilbereiche des Gesundheitswesens und letztlich auf das Wohlbefinden der ganzen Bevölkerung aus.

- Der Paradigmenwechsel im Gesundheitswesen verlangt einen Verzicht auf Vorteile, die das bisherige Denken und Handeln geboten haben. Dafür offeriert er das Wagnis, auf die nachhaltigeren Vorteile, die das Meikirch-Modell bietet, zu vertrauen. Diese Hürde könnte genommen werden, wenn das Modell bei einer Steigerung der Unzufriedenheit mit dem bisherigen Gesundheitswesen als „Retter in der Not" erscheint. Wünschbarer wäre ein Weg über die Einsicht in dessen bedeutenden Nutzen. Dieser Weg könnte eingeschlagen werden, wenn sich die Erkenntnis durchsetzt, dass die Maßnahmen, die sich aus dem neuen Paradigma ergeben, nichts anderes sind als logische und sinnvolle Folgen eines tieferen Verständnisses von Gesundheit.
- Ein neues Paradigma führt immer zu Gewinnern und Verlierern. Es ist natürlich, dass Letztere sich gegen das Meikirch-Modell wehren werden. Deshalb braucht der Paradigmenwechsel einen überzeugenden Einsatz all derer, die den Nutzen des Wechsels erkennen.
- Die Essenz des neuen Denkens liegt in der optimalen Nutzung der Ressourcen und Potenziale auf persönlicher und gesellschaftlicher Ebene zur Erreichung des Ziels Gesundheit. Darauf ist das Meikirch-Modell ausgerichtet, und dadurch kann es universell auch unter Berücksichtigung kultureller Unterschiede realisiert werden.

6

Mehr Gesundheit für weniger Geld

Inhaltsverzeichnis

Über den ökonomischen Ansatz vorherrschender Sparmodelle und seine Wirkungen auf die Gesundheitsversorgung. Warum das Meikirch-Modell von einem anderen Ansatz her zu Einsparungen und besserer Gesundheit führt. Und warum Ethik und Gesundheitskultur in der Wirtschaft ebenso wie im Gesundheitswesen auch eine ökonomische Bedeutung haben.

Mit der hier abgedruckten Rechnung vom Inselspital in Bern aus dem Jahr 1917 möchte ich dieses Kapitel einleiten. Sie dokumentiert, wie dramatisch sich das Gesundheitswesen in 100 Jahren verändert hat. Der Patient kam offensichtlich am 20. April 1917 ins Spital, wurde dort zwei Wochen lang gepflegt, bis er starb. Über den Patienten weiß ich nicht mehr. Nur ist

© Springer-Verlag GmbH Deutschland, ein Teil von Springer Nature 2019
J. Bircher, *Die verlorene Hälfte der Medizin*, https://doi.org/10.1007/978-3-662-59639-5_6

Insel-Spital in Bern.

Rechnung für _____ , _____

(_____ am 3. _____ 1917 _____ 8 _____ 30)

über *ärztliche Besorgung, Arzneimittel und Verpflegung*

vom _____ 191_ bis und mit 3. _____ 191_

zusammen __ Tage à 1.—.   Fr. __.—.

um deren baldige Berichtigung wir ersuchen.

Bern, den __ _____ 191_.

Der *Kassier des Inselspitals:*

NB. Die Rechnung ist zum quittieren
   zurückzusenden.

mir bewusst, dass Krankenhäuser damals bei den Bürgern große Ängste auslösten, denn es war bekannt, dass man dort stirbt. Entsprechend ließen Menschen sich nur hospitalisieren, wenn sie so schwer krank waren, dass es zu Hause wirklich nicht mehr ging. Bei solchen Patienten konnten die Ärzte damals auch nicht mehr viel tun, sodass die Patienten wirklich starben.

Und damit war der schlechte Ruf des Spitals wieder bestätigt. So erging es offensichtlich auch dem Patienten im Inselspital. Doch das Überraschendste an dieser Rechnung ist der Preis. Der Aufenthalt kostete 1 Franken pro Tag. Umgerechnet auf den Geldwert von heute sind das 6,30 Franken und 88,20 Franken für den ganzen Spitalaufenthalt, der 14 Tage dauerte. Das sind Kosten, die man sich heute nicht mehr vorstellen kann. Was hat sich nicht alles geändert seit 1917. (Die Veröffentlichung der Rechnung erfolgt mit Bewilligung der Direktion des Inselspitals vom 24.10.2018).

„Mehr Gesundheit für weniger Geld" – auf den ersten Blick erscheint diese Aussage unglaublich, doch die Gesundheitsversorgung nach dem Meikirch-Modell funktioniert auf diese Weise. Gesundheit, wie sie in diesem Modell beschrieben ist, hat zunächst mit Ökonomie nichts zu tun. Vielmehr ist das Ziel der Gesundheitsversorgung die Erhaltung und, wenn nötig, Verbesserung der Gesundheit der Individuen und der Gesellschaft. Dabei entstehen Kosten verschiedenster Art. Legitim und unvermeidlich sind Kosten, die sich unmittelbar aus den Aktivitäten und Institutionen ergeben, welche nur das Ziel der Gesundheit verfolgen. Es liegt auf der Hand: Wenn alle Beteiligten für ihre eigene Gesundheit und für das Gesundheitswesen Verantwortung übernehmen würden, fielen Kosten weg, die aus unnötigen Krankheiten, Untersuchungen, Therapien und Eingriffen entstehen. Schon damit könnten große Summen eingespart werden. Aber nicht nur damit. Weitere Einsparpotenziale werde ich in diesem Kapitel darlegen. Dabei argumentiere ich auf der Ebene der Plausibilität. Ich bin kein Ökonom. Doch ich sehe, wo Ressourcen verschwendet werden und was man erreichen kann, wenn man die Potenziale nutzt, die brachliegen. Die Essenz auf einen kurzen Satz reduziert lautet:

> Das persönlich erworbene Potenzial ist das nachhaltig wirksamste Sparkapital.

Wenn Gesunde und Kranke ihr persönlich erworbenes Potenzial aktivieren und für ihr biologisch gegebenes Potenzial Sorge tragen und wenn zugleich die im Gesundheitswesen aktiven Fachleute sich auf ihre ursprüngliche Aufgabe und deren ethische Grundlagen besinnen, wird das Gesundheitswesen auch ökonomisch wieder gesund. Denn eine gute Gesundheitskultur hat eine weitreichende wirtschaftliche Wirkung.

Weder Markt noch Politik, weder Tarife noch Strafen, sondern Vernunft, Einsicht, Wissen und Verantwortungsbewusstsein senken die Gesundheitskosten. Das Problem aller bisher im öffentlichen Diskurs vorgeschlagenen Sparmaßnahmen ist:

> Ökonomische Sparmaßnahmen lösen die kostentreibenden Probleme des Gesundheitswesens nicht. Sie verschlimmern sie. Darum wird es auch nicht günstiger.

Ein Kostendach zum Beispiel bringt vordergründig Einsparungen bei den betroffenen Maßnahmen, doch es verändert weder das System noch die Einstellungen bei Leistungsanbietern und Patienten – und es bringt eine Verschlechterung, wenn notwendige Leistungen unterbleiben.

Bisher wurde nur mit Hilfe von ökonomischen Maßnahmen zu sparen versucht. Das bedeutet *„more of the same"*, denn ein Verharren in alten Denkstrukturen kann nicht wirklich Neues bringen. Wirksame Maßnahmen, die zu einer weniger teuren Gesundheitsversorgung führen, gehen jedoch nicht von finanziellen Überlegungen aus. Ihr Ausgangspunkt sind die inhaltlichen Vorstellungen, die dem Meikirch-Modell zugrunde liegen: Vorstellungen darüber, wie das Gesundheitswesen aussehen und was es der Gesellschaft bringen soll; Vorstellungen darüber, was die verschiedenen Beteiligten und Betroffenen darin leisten und daraus beziehen sollen. Die Einsparungen sind eine Konsequenz, nicht der Ausgangspunkt der Argumentation. Auf einer Tagung hat ein Ökonom sich kürzlich folgendermaßen ausgedrückt: „Wenn in erster Linie gespart wird, leidet die Qualität der Gesundheitsversorgung. Wird in erster Linie die Qualität gefördert, so fallen die Kosten." Diese Einsicht bringt Ökonomen zur Verzweiflung. Ich werde deshalb zuerst ökonomische Grundsätze zusammenfassen, bevor ich weiterführende Gesichtspunkte auseinandersetze.

Ich habe das Gesundheitswesen als ein KAS, ein komplexes adaptives System, beschrieben. Ein solches System neutralisiert die Wirkung von manipulativen Eingriffen wie Tarifreduktionen. Hingegen passt es sich autonom an Bedingungen an, die eine günstige Veränderung erlauben. Die Gesundheit der Menschen muss der entscheidende Treiber des Systems sein. Wie dies in allen Einzelheiten funktioniert, kann und will ich nicht bestimmen, erst recht nicht will ich ein ökonomisches Modell für das Gesundheitswesen entwerfen. Ich kann jedoch mit einigen pragmatischen Beispielen zeigen, wie die genannten Überlegungen zum Tragen kommen können.

6.1 Ökonomische Modelle zur Verminderung der Kostenexplosion

Zuerst aber möchte ich zwei bestehende grundlegende ökonomische Modelle zur Verminderung der Kostenexplosion analysieren. Sie sind in den USA entwickelt worden und werden dort breit angewandt. Es sind die Prototypen der Sparmodelle, die mit länderspezifischen Anpassungen auch in der Schweiz und anderen europäischen Ländern eingesetzt oder diskutiert werden. Für das Meikirch-Modell sind sie interessant, weil sie von einem systemischen Ansatz her und schonungslos den Finger auf die wirtschaftlichen Probleme des Gesundheitswesens legen und diese pragmatisch angehen. Sie haben aber auch ihre kritischen Seiten. In der Auseinandersetzung damit wird nämlich deutlich, worin sich das Meikirch-Modell als Weg zu wesentlichen und anhaltenden Einsparungen von den rein ökonomischen Ansätzen unterscheidet.

„Die Leute sind sich nicht einmal einig, was sie mit Kosten meinen!"

Dies sagt der Ökonom Michael E. Porter zu all den Bestrebungen in den USA, mit Spardekreten die immensen Kosten des Gesundheitswesens zu senken, und er erklärt: „Um diese Kosten in den Griff zu bekommen, muss man zuerst einmal Klarheit darüber erlangen, was man meint, wenn man von Kosten spricht."

Porter hat zusammen mit seinem Kollegen Robert S. Kaplan ein einfaches und stringentes Konzept entwickelt, wie man die Gesundheitskosten beschränken kann. Beide sind Professoren der angesehensten Wirtschaftsuniversität der Welt, der *Harvard Business School* in Boston, Massachusetts, deren Motto heißt: „Wir bilden Führer heran, die die Welt verändern." Zu ihren nachmals berühmten Absolventen gehören der Wirtschaftsnobelpreisträger Robert C. Merton, der ehemalige amerikanische Präsident George W. Bush und der einstige CEO und Präsident von Novartis Daniel Vasella.

Michael Porter ist bekannt geworden mit seiner Theorie über Wettbewerbsstrategien für Unternehmen. Robert Kaplan hat ein weltweit angewandtes Konzept entworfen, nach welchem Unternehmen feststellen können, ob und wie ihre Aktivitäten mit ihren Visionen und Strategien übereinstimmen. Die beiden Wissenschaftler haben den größten Teil ihrer Karriere der Optimierung von Effektivität und Gewinn von Firmen gewidmet. Wie kommt es, dass sie sich auf der Höhe ihrer Erfolgskurve auf die Lösung der Kostenkrise im Gesundheitswesen konzentrieren?

Es sind, wie in der Geschichte des Meikirch-Modells, persönliche Erfahrungen, Erfahrungen von Missständen und Unzulänglichkeiten, die sie dazu herausgefordert haben. Porter erlebte in seinem nahen Umfeld, welche Odyssee eine Mutter mit ihrem schwerkranken Kind durchlaufen musste, und als Ökonom sah er die unsinnigen Kosten, die diese jahrelange Irrfahrt durch die Gesundheitsinstitutionen mit sich brachte. Er begann, sich in der Sache zu engagieren (Porter, M. E. und Teisberg, E. O.: *Redefining Healthcare*. Harvard Business School Publishing 2006). „Ich stellte Fragen, die leicht hätten beantwortet werden können, doch ich bekam von niemandem eine Antwort", sagte er. Zum Beispiel: „Wie viel kostet die gleiche Therapie in der Institution A, wie viel in B?" Alle verwarfen die Hände und konnten es nicht sagen. Porter analysierte das Problem und kam zu dem Schluss: „Die bisherigen Ansätze, die Kosten in der Gesundheitsversorgung zu senken, waren völlig erfolglos. Sinnlose Senkung der Tagesansätze für den Spitalaufenthalt, sinnlose Streichung von Dienstleistungen – alles in allem zeigte sich Unfähigkeit, die Maßnahmen sichtbar zu machen, welche das System tatsächlich effektiver machen können." Die Ursache des Problems sehen Porter und Kaplan dort, wo sie auch hierzulande beklagt wird: *Fee for Service*. Das Prinzip, die von den Gesundheitsversorgern erbrachten Leistungen von Fall zu Fall zu verrechnen, „fördert hohe Mengen, hohe Kosten und unzureichenden Nutzen." Nicht die Patienten würden von diesem Prinzip profitieren, sondern die Leistungserbringer. Ärzte, Spitäler und andere Gesundheitseinrichtungen könnten nach eigenem Ermessen ihre Leistungen und damit die Kosten bestimmen. Die beiden Ökonomen kamen zu dem Schluss, dass nur ein anderes Zahlungssystem den notwendigen Wandel bewirken könne.

Um die wahren Ursachen der stetig steigenden Gesundheitskosten zu eruieren, verfolgten Porter und Kaplan (Porter, M. E., Kaplan, R. S.: *How to Pay for Health Care*. Harvard Business Review 2016, 94, S. 88–98) den Weg durch die verschiedenen Stationen, welche Patienten mit ihrer Krankheit zu durchlaufen hatten, nämlich von der Diagnose und den begleitenden Maßnahmen zu den jeweiligen Therapien, Operationen, Hilfsmitteln bis zur Rehabilitation. Sie registrierten sämtliche jeweils anfallenden Kosten: Arzthonorare, Pflegekosten, Medikamente, Kosten der Administration, der Infrastruktur, der technischen Ausrüstung der Spitäler bzw. Praxen, der Aufenthaltsdauer in den Institutionen und der Nutzungsdauer von Apparaturen. Kurz, sie addierten jeden irgendwie und irgendwo für eine Behandlung anfallenden Cent.

Dies taten sie für jeweils spezifische Fälle: Diabetes, Krebs, Knieprothesen, Blinddarm etc. Damit erhielten sie realistische Informationen über die

Gesamtkosten einer Behandlung und eine Handhabe für die Beurteilung von Kosten und Nutzen der verschiedenen Maßnahmen. Auf dieser Grundlage konnten sie folgende Fragen stellen: „Schaffen wir damit einen Wert für den Patienten?" „Brauchen wir diese und jene Maßnahme, um das Resultat zu verbessern?" Porter führt weiter aus: „Diese Diskussion hat seltsamerweise in der Gesundheitsversorgung nie stattgefunden. Es fehlten die Informationen, um das Verhältnis von Kosten und Nutzen zu diskutieren."

6.1.1 Bundled Payments

Das Konzept, das Porter und Kaplan für die Praxis entwickelten, wurde unter der Bezeichnung **Bundled Payments,** gebündelte Bezahlung, bekannt (Porter, M. E., und Kaplan, R. S.: *How to Pay for Health Care.* Harvard Business Review 2016, 94, S. 88–98). Es wird in verschiedenen Varianten in den USA, Schweden, den Niederlanden und Deutschland angewandt. In der Schweiz erscheint es in der vereinfachten Form der Fallpauschalen. Das Spital wird nicht mehr für jede einzelne Leistung eines Behandlungsprozesses, sondern für bestimmte Eingriffe nach einem fixen Ansatz bezahlt, beispielsweise für eine Blinddarmoperation oder einen Leistenbruch. Dabei besteht die Vorstellung, dass in der Pauschale alle anfallenden Kosten enthalten sind. *Bundled Payment* nach Porter und Kaplan meint aber nicht einen starren Globalansatz für jedermann, sondern individuelle Lösungen im Baukastensystem. Arzt und Patient vereinbaren im Voraus, wie die Behandlung erfolgt und welche Maßnahmen eingesetzt werden sollen. Daraufhin kann der Patient abklären, welche Institution die Behandlung zu welchem Preis anbietet, und mit dem Partner seiner Wahl einen Globalvertrag abschließen. *Bundled Payment* bewirkt absichtlich Konkurrenz unter den Leistungserbringern. Konkurrenz als positiver Wirtschaftsmotor, das ökonomische Credo der USA, ist das zentrale Thema der wissenschaftlichen Arbeiten von Michael Porter. Konkurrenz im Gesundheitswesen – davon ist er überzeugt – wird dazu führen, dass die Leistungserbringer sich zu integrierten Teams zusammenschließen und sich dadurch die Zahl der Anbieter verringern wird, die Qualitätskontrolle und die Kostentransparenz werden den Patienten mehr Nutzen zu geringerem Preis bieten.

Porter vergleicht das Prinzip mit dem Kauf eines Autos: Man kauft nicht einzelne Bestandteile und setzt sie zusammen, sondern man wählt das Modell, das den gewünschten Eigenschaften am ehesten entspricht, und kauft es dann beim preiswertesten Anbieter. Das klingt zunächst bestechend. Doch eine medizinische Behandlung ist kein Auto. Bereits der Aufwand, um die „Bestandteile", die verschiedenen Leistungen zu definieren und zu bewerten, ist enorm und schafft Kosten, welche den Spareffekt der Übung infrage stellen. Deshalb erhält *Bundled Payment* selbst Konkurrenz. Sie kommt von einem Sparkonzept, das der Arzt Brent C. James und der Sozialmediziner Gregory P. Paulsen entwickelt haben. Es ist bekannt unter dem Begriff *Capitation* oder Kopfpauschale.

6.1.2 Capitation oder Kopfpauschale

James und Paulsen (*The Case for Capitation.* Harvard Business Review 2016, 94, S. 102–111) gehen aus von Studien, wonach in den USA zwischen 35 % und 50 % aller Gesundheitskosten auf Verschwendung zurückzuführen sind. Sie entstehen durch unzureichende, unnötige und ineffektive Behandlungen sowie suboptimale Geschäftsführung. Die bestehenden Zahlungssysteme, sagen die beiden, würden diesen Schwächen Vorschub leisten, denn je mehr Untersuchungen, Therapien und Operationen durchgeführt werden, desto höher sei der Gewinn. Stattdessen schlagen James und Paulsen eine globale Gesundheitsversicherung vor: Die Leistungserbringer erhalten pro Person einen fixen Betrag für sämtliche allfällig notwendigen Behandlungen während eines Jahres. Dabei werden die Leistungsbezüger Risikogruppen zugeteilt. Die typischerweise bestehenden Risiken und die dadurch entstehenden durchschnittlichen Behandlungskosten bestimmen die Höhe des Betrags. Der feste Kostenrahmen, so die Überzeugung von James und Paulsen, veranlasst die Leistungserbringer, Verschwendung zu vermeiden: Verzicht auf unnötige Tests und Analyseverfahren, auf unnötige oder vermeidbare Hospitalisierung, Therapien und Operationen und schließlich Verzicht auf übertriebene Rehabilitation. Damit dies nicht zulasten der Patienten geht, werden die Leistungserbringer bezüglich Qualität ihrer Versorgung und der Zufriedenheit der Patienten fortlaufend überprüft. Alle Beteiligten verpflichten sich auf Qualitätskriterien. Am Ende des Jahres wird der Erfolg kontrolliert.

Die Betreuung der Patienten erfolgt in *Integrated Care Delivery Groups,* das sind Versorgungsketten, in welchen Ärzte und Gesundheitsinstitutionen aufeinander abgestimmt sämtliche medizinischen Dienstleistungen anbieten, die in einem Fall notwendig sind – vergleichbar mit dem im 4. Kapitel erwähnten Beispiel „Gesundes Kinzigtal". In den USA werden mittlerweile über ein Drittel der Gesundheitsleistungen von derartigen Netzwerken erbracht, wobei sie in der Regel mit Gesundheitsversicherungen verbunden sind. Brent James ist Leiter der Qualitätskontrolle in einem derartigen

Unternehmen, bezeichnet als *Intermountain Healthcare*. Diese Non-Profit-Organisation vereinigt in den Staaten Utah und Idaho 22 Spitäler, 185 Ambulatorien und weitere Gesundheitsinstitutionen, sie beschäftigt rund 1400 fest angestellte Ärzte. Mit über 4000 selbstständig praktizierenden Ärzten hat sie Zusammenarbeitsverträge abgeschlossen.

Der Auftrag, auf den sich *Intermountain Healthcare* verpflichtet, lautet: „Den Menschen beistehen, ihr Leben in bestmöglicher Gesundheit zu leben." Zu den grundlegenden Werten gehören Integrität, Vertrauen, Kompetenz, Verantwortlichkeit und gegenseitiger Respekt. Die integrierte Gesundheitsversorgung, so James und Paulsen, führe auch dazu, dass „die ganze Person berücksichtigt wird, nicht nur die Krankheit". Dementsprechend sind auch Vorbeugung bzw. Lebensführung mit einer chronischen Krankheit zu berücksichtigen.

Die Schlüsselrolle bei der Umsetzung dieser Grundsätze spielen die Ärzte. Sie bestimmen – in Absprache mit den Patienten –, welche Therapien und Pflege einem Patienten zukommen. Ökonomische Kriterien geben nicht den Ausschlag, sondern medizinische. Die Ärzte informieren die Patienten über alle Vor- und Nachteile sowie die Risiken von Operationen und Therapien, die dann mit der Zustimmung der Patienten durchgeführt werden. Darin liegt – nebst der bestmöglichen Wahrung der Interessen der Patienten – eines der Sparpotenziale, die James und Paulsen hervorheben. Aufgrund der sorgfältigen Abklärungen und Gespräche, sagen die beiden, wurden von *Intermountain Healthcare* 25 % weniger Herzkatheter, Stents, Defibrillatoren und Schrittmacher eingesetzt und 13 % weniger Herzoperationen durchgeführt, was pro Jahr zu Einsparungen von 30 Millionen Dollar führte.

James und Paulsen sind überzeugt, dass solche Erfolge ihrem Konzept im herrschenden Konkurrenzkampf einen Vorteil bieten: „Bessere Produkte zu tieferem Preis bedeuten höhere Wertschöpfung, und dies verschafft einer Organisation eine bessere Marktposition." Das Problem dabei ist, dass das finanzielle Risiko auf die Ärzte abgewälzt wird. Um zu verhindern, dass dies zu ungenügender medizinischer Versorgung der Patienten führt, gibt es eine rigorose Qualitätskontrolle – die allerdings wieder kostet!

6.1.3 Vergleich der Konzepte Bundled Payment und Capitation

Ein Überblick über die Grundzüge von *Bundled Payment* und *Capitation* zeigt mehr Gemeinsamkeiten als Unterschiede der beiden Konzepte und ihrer Abwandlungen in Europa. Die zentralen Begriffe sind hier *Managed*

Care und *Health Maintenance Organization,* kurz *HMO,* also Organisation für die Gesundheitsbetreuung. Die Probleme sind, in unterschiedlichen Dimensionen und Ausprägungen, diesseits und jenseits des Atlantiks dieselben. Deshalb gilt die folgende Argumentation auch für die hiesigen Bestrebungen, die Gesundheitskosten durch ökonomische Maßnahmen zu drosseln:

- *Bundled Payment* operiert ebenso wie *Capitation* mit integrierten medizinischen Netzwerken. „Der Nutzen für die Patienten entsteht durch die medizinische Versorgung und Pflege über den ganzen Behandlungspfad", so Michael Porter.
- Beide Konzepte versprechen *„better options at lower costs",* bessere Angebote zu tieferen Preisen.
- Um zu verhindern, dass die pauschale Bezahlung dazu führt, den Patienten notwendige Behandlungen vorzuenthalten, setzen beide Modelle auf Qualitäts- und Erfolgskontrollen. Dies verlangt jedoch Mehraufwand und schafft dadurch zusätzliche Kosten.
- Trotz der ursprünglich ökonomischen Motivation sind es in beiden Modellen nicht Versicherungen oder Manager, sondern Ärzte, die entscheiden, welcher Art die Behandlungen sein sollen. Und nach beiden Konzepten soll darüber im Gespräch zwischen Arzt und Patient ein Konsens erreicht werden.
- Beide Konzepte erwarten durch den Einbezug der Patienten in die Behandlung ihres Falls eine erhöhte *patient compliance,* das heißt: eine größere Bereitschaft der Patienten, die Vereinbarungen mit den Ärzten einzuhalten und den Anforderungen der Therapien Folge zu leisten.

Im Verhältnis zu diesen Gemeinsamkeiten auf der prinzipiellen Ebene sind die Unterschiede zwischen *Bundled Payment* und *Capitation* eher gering. Die wohl größte Differenz besteht darin, dass im Fall von *Bundled Payment* für jeden Patienten eine individuelle Versorgung vereinbart wird, *„Patient by patient",* sagen Porter und Kaplan, während *Capitation* die Patienten Risikogruppen zuteilt. Die beiden Harvard-Ökonomen setzen also konsequent auf Konkurrenz, indem die Patienten nach persönlichen Kosten-Nutzen-Kriterien entscheiden können, wer die vereinbarte Behandlung durchführen soll. Bei *Capitation* ist der Patient von der Diagnose bis zum Abschluss des Falls an die medizinische Versorgungsorganisation gebunden, der er mit seiner Versicherung beigetreten ist. Die Patienten haben im Krankheitsfall keine Wahlmöglichkeit mehr. *Capitation* bzw. HMO schaffen im Wesentlichen eine Versorgungsorganisation mit Behandlungsmonopol.

Spannend an dieser Diskussion ist der Umstand, dass sich das Modell von Porter und Kaplan in den USA weitgehend durchsetzen konnte, was aber keine Erleichterungen bei den Gesundheitskosten brachte. James und Paulsen sind stolz, dass ihr Modell einige Prozentpunkte mehr spart als dasjenige von Porter und Kaplan. Gesamthaft sind die Gesundheitskosten in den USA aber weiter gestiegen und bleiben die höchsten in der ganzen Welt. Somit haben diese großen Bemühungen, gute ökonomische Prinzipien sorgfältig auf das Gesundheitswesen anzuwenden, keine finanziellen Erleichterungen erzeugt. Das ist enttäuschend.

Es drängt sich deshalb die Frage auf, ob andere Konzepte helfen könnten. Worin liegen die Möglichkeiten, Gesundheitskosten zum Beispiel mithilfe des Meikirch-Modells zu reduzieren?

6.1.4 Gemeinsamkeiten und Unterschiede von *Bundled Payments* oder *Capitation* und dem Meikirch-Modell

Zunächst gibt es Gemeinsamkeiten. Manche Grundsätze von *Bundled Payment* und *Capitation* bzw. HMO entsprechen Gedanken und Forderungen, die im Meikirch-Modell enthalten sind oder sich daraus ergeben:

- die Rolle des Arztes bei der Wahl und Durchführung von Therapien und Eingriffen,
- die Einbindung der Patienten durch das Gespräch,
- der Verzicht auf unnötige oder unangemessene Maßnahmen,
- die Zusammenarbeit unter den Leistungserbringern
- und die ethischen Grundsätze in Netzwerken wie *Intermountain Healthcare*.

Der **erste entscheidende Unterschied** zwischen den beiden hier vorgestellten ökonomischen Modellen und dem Meikirch-Modell liegt darin, dass der Ausgangspunkt und die Stoßrichtung der Konzepte und der damit verbundenen Maßnahmen grundsätzlich andere sind. Die Ökonomen Porter und Kaplan gehen mit *Bundled Payment* naturgemäß von wirtschaftlichen Überlegungen aus und verfolgen als Hauptziel aller Maßnahmen die Eindämmung der Gesundheitskosten. Der Arzt James und sein Kollege Paulsen begründen *Capitation* in erster Linie damit, dass die Verschwendung von Ressourcen drastisch reduziert wird, also wiederum mit einem ökonomischen Argument. Die Vorteile für die Gesundheit der Patienten ergeben sich erst in zweiter Linie und indirekt, indem die Autoren fordern, dass die Gewinne, die durch die Ersparnisse gemacht werden, in die Entwicklung verbesserter Therapien investiert werden.

> Im Meikirch-Modell sind die Prioritäten und die Kausalkette umgekehrt.

Das vorrangige Ziel aller Aktivitäten besteht darin, Gesundheit im Sinn dieses Modells zu fördern und zu verbessern. Der Treiber des Systems ist nicht Gewinnmaximierung, sondern das, was für die Gesundheit der Patienten notwendig und angemessen ist. Dass damit auch die Kosten sinken, ist eine Folge davon – zweifellos willkommen, aber nicht in erster Linie angestrebt.

Der **zweite folgenreiche Unterschied** ergibt sich aus dem ersten: Die Motivation der im Gesundheitswesen nach dem Meikirch-Modell engagierten Menschen ist eine andere. Die ökonomischen Modelle haben, überspitzt gesagt, einen totalitären Charakter. Es sind Versorgungsmodelle, welche die Abläufe vorschreiben, die Tarife festlegen und auf Überwachung setzen. Tendenziell führt dies dazu, dass die Versorger sich darauf beschränken, die Vorgaben zu erfüllen.

> Im Meikirch-Modell handeln die Verantwortlichen – und dazu gehören nicht nur Ärzte und Pflegende, sondern auch die Patienten – aus eigener Überzeugung.

Das Meikirch-Modell gibt keine Abläufe vor, keinen Katalog zugelassener bzw. nicht zugelassener Maßnahmen und keine Tarife. Alle Anbieter der Gesundheitsversorgung sind überzeugt, dass die Definition von Gesundheit für sie wegleitend ist. Was sie tun, tun sie, weil es der Gesundheit der Patienten am besten dient. Das ist die Quelle ihrer Motivation.

Der **dritte wichtige Unterschied** besteht darin, dass die ökonomischen Modelle strikt auf Maßnahmen innerhalb der Gesundheitsversorgung beschränkt sind. Das Meikirch-Modell strebt nicht eine als einzig richtige definierte Gesundheitsversorgung an, sondern eine Gesundheitskultur, die alle Lebensbereiche umfasst.

Dies könnte den Eindruck erwecken, dass das Meikirch-Modell in viel weitergehender Weise „totalitär" ist als die ökonomischen Modelle. Es trifft jedoch nicht zu, denn die neue Definition von Gesundheit lässt Entscheidungsraum offen für jeden einzelnen Menschen und für jeden individuellen Fall.

Sie führt, wie eben gesagt, zu einer *Gesundheitskultur,* nicht zu einer Gesundheitsordnung oder einer Gesundheitspflicht.

Verschiedene Maßnahmen, verschiedene Systeme können nach dem Meikirch-Modell Gesundheit bewirken. Zur Gesundheitskultur gehören nicht nur die Angebote der Gesundheitssysteme, sondern auch der Einfluss, den Schulen, Unternehmen, Freizeitangebote, Medien usw. auf das Bewusstsein und Verhalten der Menschen ausüben. So wird das Gesundheitssystem entlastet.

Der **vierte Unterschied** liegt auf der Ebene der medizinischen Versorgung, die mit den ökonomischen Modellen angeboten wird. Sie funktioniert, besonders in den *Capitation*-Modellen, bei Therapien und Eingriffen, welche das biologisch gegebene Potenzial eines Menschen betreffen: Unfallfolgen, künstliche Gelenke, einfache Erkrankungen wie Blinddarmentzündung, Leistenbruch, Mandelentzündung etc. Die beschriebenen Modelle betrachten die Patienten als ein defektes biologisches Wesen, nicht als ein komplexes adaptives System, in welchem das persönlich erworbene Potenzial gleichbedeutend mit dem biologisch gegebenen berücksichtigt werden muss. Dies führt dazu, dass die bedeutende Rolle, die das persönlich erworbene Potenzial im Umgang mit komplexen und besonders mit chronischen Krankheiten spielt, in den genannten Modellen vernachlässigt wird. Das entspricht einer Entmenschlichung der Medizin. In der Aktivierung des persönlich erworbenen Potenzials liegt ein großes Heilungs- und damit Sparpotenzial.

6.2 Gesundheitskosten in der Schweiz

Gegenwärtig kostet die Gesundheitsversorgung in der Schweiz etwa 80 Mrd. Franken und steigt regelmäßig um 3 bis 5 % pro Jahr. Die ambulant tätigen Ärzte rechnen nach einem ausgefeilten und detaillierten Tarif ab, dem sogenannten Tarmed. Er umfasst mehr als 4600 Positionen und enthält nahezu sämtliche ärztlichen und arztnahen Leistungen in der Arztpraxis und im ambulanten Spitalbereich, die zwischen der Ärzteschaft und den Krankenkassen vereinbart wurden.

Für Spitalaufenthalte werden sogenannte Fallpauschalen erhoben. Weil aber verschiedene Patienten mit der gleichen Diagnose unterschiedlich schwer krank sind und oft mehrere und verschiedene Begleitkrankheiten aufweisen, werden auch für alle diese Besonderheiten Pauschalen erhoben. Dies führt zu einem komplizierten System, das für jeden Patienten genau erhoben werden muss, damit das Spital alles Geld erhält, das ihm zusteht.

Das Resultat ist eine administrative Überlastung der jungen Assistenzärzte. Sie stehen unter dem Druck der Spitalleitung, die erklärt, sie brauche das Geld für den Weiterbestand des Spitals.

Die zusammengefassten Methoden der Kostenabrechnung für die Gesundheitsversorgung in der Schweiz unterscheiden sich nicht grundsätzlich von den Methoden von Porter und Kaplan. Beide Kostenmodelle gehen ins Detail, die Kosten werden lediglich etwas anders erhoben. Wegen der Komplexität verschiedener Krankheiten und Begleitkrankheiten der Patienten führt nur ein sehr detailliertes Vorgehen zu „sachgerechten" Resultaten. Und ob die Resultate am Schluss wirklich sachgerecht sind, darüber lässt sich weiter streiten. Auf alle Fälle sind auch diese Abrechnungsmethoden detailliert, aufwendig, zeitraubend, ungeliebt und teuer. Sie senken die Kosten nicht.

6.3 Gesundheitskultur und Unternehmenskultur

„Unternehmenskultur" ist zu einem Schlagwort in praktisch allen Bereichen der Wirtschaft geworden, und es hat auch zunehmend Auswirkungen auf das Geschäftsverhalten. Unternehmenskultur äußert sich in der Gestaltung der Arbeitsbedingungen der Mitarbeiter und im Verhalten des Unternehmens nach außen. Ein wesentlicher Teil des Lebens der Bevölkerung in den Ländern mit einem ausgebauten Gesundheitssystem ist von den Arbeitsbedingungen in einem Unternehmen bestimmt. Sind diese Bedingungen gut, sind auch die Voraussetzungen für ein gesundes Leben gut; sind sie schlecht, ist das Risiko groß, dass viele Beschäftigte krank werden. Zahlreiche Studien belegen das. Noch zahlreicher jedoch sind die Menschen, die es selbst erfahren.

Zu guten Arbeitsbedingungen gehört vor allem die Wertschätzung eines jeden Beschäftigten durch den Arbeitgeber und die Kollegen. Wertschätzung äußert sich in erster Linie darin, dass den Mitarbeitern zugehört und auf ihre Argumente eingegangen wird. Sie sollen am Arbeitsplatz einen persönlichen Sinn finden können. Achtet ein Unternehmen darauf, dass Wertschätzung zum Tragen kommt, werden die Mitarbeiter motiviert, ihr Bestes zu geben. Das beeinflusst auch das wirtschaftliche Gesamtergebnis des Unternehmens, und es kann weiterhin für gute Arbeitsbedingungen und die Gesundheit der Mitarbeiter sorgen. Je mehr Unternehmen so denken und handeln, desto größer ist auch die Wirkung für die gesamte Gesellschaft.

6.3.1 Unternehmenskultur ist auch Gesundheitskultur

Eine Unternehmenskultur, die einen Beitrag zur Zukunft der Gesellschaft und nicht nur kurzfristigen Gewinn anstrebt, schafft auch wirtschaftlich mehr und nachhaltigeren Erfolg. Michael Porter, der Promotor von *Bundled Payment* im Gesundheitswesen, sagt: „Unternehmen, die sich um ihre Aufgaben und Herausforderungen kümmern, müssen den wirtschaftlichen Erfolg wieder mit gesellschaftlichem Fortschritt verbinden." (Kaplan, R. S., Porter, M. E.: *The Big Idea: How to Solve the Cost Crisis in Health Care.* Harvard Business Review, Sept. 2011, S. 46–52). Für diesen Fortschritt ist der Begriff *Shared Value* vorgeschlagen worden. Er schafft sich mehr und mehr Raum in der Unternehmerwelt, allerdings nicht ohne Rückfälle. So haben die großen Nahrungsmittelkonzerne erkannt, dass der hohe Anteil an Fetten und kurzkettigen Kohlenhydraten ihre Fertigprodukte bei der Käuferschaft mehr und mehr in Verruf bringt. Sie tragen zu Übergewicht und Fettleibigkeit mit Folgekrankheiten wie Herz-Kreislauf-Problemen und Diabetes bei. Die erste Reaktion der Konzerne bestand aus gemeinsam entworfenen Richtlinien für eine leicht erkennbare Deklaration des Fett-, Zucker- und Salzanteils eines Produkts. Zwar sind diese Richtlinien in Konsumentenschutzkreisen umstritten, doch sie bieten immerhin einen Hinweis, dass das Problem erkannt ist.

6.3.2 Gesundheitskultur in der Pharmabranche

Die Pharmaindustrie ist aus der Gesundheitsversorgung weltweit nicht wegzudenken. Dank der Medikamente, die sie mit großem Aufwand entwickelt und vertrieben hat, sind viele Seuchen und Krankheiten verschwunden, können alte und neue Krankheiten bekämpft werden und Milliarden Menschen besser leben. Die Frage ist nur, wie lange dies auf den eingetretenen Pfaden weitergeht. Denn es zeichnet sich ab, dass sie allmählich in eine Sackgasse führen. Es wird fieberhaft geforscht, die Kosten steigen kontinuierlich, und es gibt immer weniger Durchbrüche. Krebs, Alzheimer, Tropenkrankheiten sind nach wie vor Geißeln der Menschheit, Krankheiten wie Tuberkulose tauchen wieder auf und sind resistent gegen die bisherigen Antibiotika.

Die Suche nach einem Medikament gegen Alzheimer illustriert die Problematik auf dramatische Weise. 5,5 Mio. Menschen leiden in den USA unter dieser Krankheit, in Europa sind es fünf Millionen, in der Schweiz gegen 140.000. Viel Leid würde vermieden, große Betreuungskosten würden wegfallen, wenn ein wirksames Medikament gefunden würde, und die Hersteller könnten hohe Gewinne erzielen. Doch Pfizer, der größte Pharmakonzern der Welt, ist vom Kampf gegen Alzheimer zermürbt und hat die Forschung gegen die Demenzkrankheit eingestellt. Jahrzehntelange Forschungsanstrengungen und Hunderte von Millionen Dollar haben kein nachweislich wirksames Ergebnis gebracht. Pfizer steht mit diesem Misserfolg nicht allein. Wissenschaftler vermuten einen Grund darin, dass die Forscher möglicherweise an verborgenen effektiven Ursachen der Krankheit vorbeigeforscht haben. Ein Außenseiter hat festgestellt, dass Musiktherapie den Fortschritt des Leidens bremst. Ob dies nur Einzelfälle betrifft, bleibe dahingestellt. Völlig neue Ansätze könnten jedoch zielführend sein. Und möglicherweise kommen diese von kleinen, innovativen Firmen, in denen kreativ denkende Forscher frei von Hierarchien und ökonomischem Druck neue Ideen finden und verfolgen können. Es ist denn auch kein Zufall, dass Konzerne solche Unternehmen und damit deren Innovationspotenzial gerne aufkaufen.

Ökonomen des Forschungsinstituts für Wirtschaftspolitik der Stanford-Universität (SIEPR) haben den Aufwand für Forschung und Entwicklung in den USA in den Bereichen Technologie, Medizin und Agrikultur in ein Verhältnis zur Produktivität dieser Wirtschaftszweige gesetzt und festgestellt: Während die Forschungsanstrengungen substanziell steigen, nimmt die Produktivität der Forschung – anders gesagt der Anteil an Ideen pro Forscher – rapide ab. In Zahlen: Die Wirtschaft muss ihre Forschungsanstrengungen alle 13 Jahre verdoppeln, schon nur um das gegenwärtige Wirtschaftswachstum aufrechtzuerhalten (Bloom, N., Jones, C. I., van Reenen, J., Webb, M.: *Are ideas getting harder to find?* web.stanford.edu/~chadj/ IdeaPF.pdf). Wenn das Missverhältnis zwischen Aufwand einerseits und wirtschaftlichem Nutzen andererseits tatsächlich in der vorausgesagten Weise weiter zunimmt, führt dies irgendwann zum Kollaps. Niemand kann dies wünschen. Die Pharmabranche ist unerlässlich für die fachkundige Herstellung altbewährter Mittel, die auch in Zukunft gebraucht werden. Und ebenso wenig will jemand, dass die Forschung nach neuen Mitteln eingestellt wird. Können die großen Konzerne neue Wege gehen, bevor der mögliche Kollaps eintritt? Zurzeit ist noch alles offen. Die Branche setzt große Hoffnungen auf die Bekämpfung von Krebs mit Immunzellen. Doch bei solchen Medikamenten werden für eine einzige Verabreichung bis zu vier Million Dollar verlangt, und die Wirkung stellt sich oft in weniger als der Hälfte der Fälle ein. Genauere Zahlen für 30 neue onkologische Arzneimittel mit unterschiedlichen Wirkungsweisen zitiert ein Bericht der von deutschen Ärzten herausgegebenen Publikation *„Der Arzneimittelbrief“*:

„Die Hälfte dieser Medikamente kostet in Deutschland jährlich mehr als 100.000 EUR pro Patient. Nur zehn davon führten jedoch zu einer Lebensverlängerung von fünf Monaten, die übrigen zwischen vier Wochen und drei Monaten, teils mit erheblichen Nebenwirkungen." (Kosten für Forschung und Entwicklung neuer onkologischer Arzneimittel deutlich niedriger als behauptet. AMB 2017, 51, 80DB01).

Die hohen Preise für die neuen Medikamente werden mit den immensen Investitionen in Forschung und Entwicklung begründet. Doch die US-amerikanische Ärztevereinigung widerspricht dem in ihrem *„Journal of the American Medical Association"* (Prasad, V., Mailankody, S.: *Research and Development Spending to Bring a Single Cancer Drug to Market and Revenues After Approval.* JAMA Intern Med., 177:1569, 2017). Für zehn der untersuchten neuen Krebsmedikamente betrugen die Forschungs- und Entwicklungskosten 7,2 Mrd. Dollar. In den vier Jahren nach der Zulassung bis Dezember 2016 nahmen die Produzenten aber insgesamt 67 Mrd. dafür ein. Für vier der zehn Medikamente war das mehr als das Zehnfache der Investitionen in deren Entwicklung. Solche Fakten dringen in die Medien und schaffen damit ein weiteres Problem für die Zukunft der Pharmakonzerne: **Misstrauen und Imageschäden.**

Dazu tragen zunehmend Berichte über zweifelhafte Marketingpraktiken bei – zum Beispiel die Steigerung des Absatzes von Insulinprodukten für Diabetiker, indem man den tolerierbaren Wert des Zuckers im Blut herabsetzt. Auf diese Weise werden Millionen Menschen mehr als Diabetiker eingestuft und mit Insulin oder anderen Arzneimitteln behandelt. Immer häufiger liest, hört und sieht man Berichte über Preismanipulationen mit dem Parallelverkauf desselben Medikaments unter verschiedenen Namen und mit großen Preisunterschieden. Auch Praktiken, die mit dem eigentlichen Auftrag von Pharmaunternehmen nichts zu tun haben, geraten zunehmend in die Kritik, beispielsweise der Rückkauf eigener Aktien in großem Stil, um damit den Kurs zu stabilisieren bzw. zu steigern. So sollen die 18 größten Pharmaunternehmen der Welt von 2006 bis 2015 zusammen 516 Mrd. Dollar für Aktien- und Dividendenrückkäufe ausgegeben haben, für Forschung und Entwicklung jedoch nur 465 Mrd. Diese Zahlen stammen aus dem *Institute for New Economic Thinking*, an dem vier Wirtschaftsnobelpreisträger und der Financier George Soros beteiligt sind.

Ein Gegenbeispiel liefert der ehemalige Glühlampenhersteller *Luxram*. Da in der EU die traditionellen Glühlampen nicht mehr produziert werden dürfen, hat das Unternehmen dieses Geschäft nach China verkauft und den Erlös zu 100 % in die Forschung und Entwicklung zukunftsweisender und nachhaltiger Produkte gesteckt.

Sind derart radikale Schritte in der Pharmaindustrie undenkbar? Sie könnten nicht nur neue Durchbrüche ermöglichen, sie würden auch dem Image zugutekommen. Denn sowohl die Misserfolge in der Forschung als auch die kritisierten Marketingpraktiken bezahlen die Patienten und die Steuerzahler. Das schafft Bitterkeit. Doch ich kann und will bei dieser Kritik nicht stehen bleiben. Wer nur Missstände anprangert, bringt keine neuen Ideen und provoziert Gegenargumente, die den Status quo zementieren.

Wir brauchen wirksame Medikamente gegen alte und neue Krankheiten. Die Pharmaindustrie verfügt über ein immenses Wissen, exklusives Know-how, weitreichende Forschungsmittel und hervorragende Produktionsstätten auf der ganzen Welt. Und sie beschäftigt in all ihren Bereichen Millionen Menschen, die einen Beitrag zur Bekämpfung von Krankheiten leisten. Doch sie kämpft mit existenzbedrohenden Schwierigkeiten. Ich maße mir nicht an, ein Rezept dagegen anzubieten. Bringt etwa nur ein Kollaps neue Lösungen? Niemand wünscht das, und deshalb möchte ich einige weiterführende Fragen stellen.

6.4   Weiterführende Fragen

- Wie kann ein Unternehmen sich auf die Interessen der Gesundheit der Menschen und der Gesellschaft konzentrieren und gleichzeitig seine wirtschaftlichen Interessen wahren? Wie kann es wirklich gesellschaftliche Verantwortung tragen?
- Welche menschlichen Potenziale und finanziellen Ressourcen liegen brach und können aktiviert werden, um neue Ideen zu generieren?
- Gibt es effektivere und innovativere Alternativen zur gegenwärtigen Struktur und Organisation von Forschung und Entwicklung?
- Welche Aktivitäten müssen aufgegeben werden, weil sie dem Vertrauen in die Branche und deren Image schaden? Und welche Aktivitäten machen eine Institution kreativer und effektiver?
- Könnte eine Bottom-up-Organisation die Motivation und Kreativität der Unternehmensführung und der Mitarbeiter stimulieren? Würde dadurch die Entdeckung und Produktion neuer Medikamente zu tragbaren Preisen ermöglicht?
- Gibt es Möglichkeiten, Konkurrenz und Kooperation zu verbinden? Konkurrenz ist ein starker Motivationsfaktor. Kooperation schafft Win-win-Situationen. Sind Absprachen darüber, wo das eine und wo das andere Priorität hat, sinnvoll und realisierbar (Forschungsschwerpunkte, Spezialisierungen, Absatzmärkte usw.)?

Es ist denkbar, dass in den Führungsetagen der Pharmakonzerne solche Fragen erörtert werden. Vielleicht werden sie fallen gelassen, weil die Antworten viel zu weit von den unmittelbar anstehenden Problemen wegführen und die bisherige Philosophie wie auch die Strukturen und die Praxis der Branche infrage stellen würden. Falls dem so sein sollte, fürchte ich in der Tat um ihre Zukunft. Doch auf die Gefahr hin, dem Verzweifelten zu gleichen, der mit dem Taschenmesser gegen einen Panzer loszieht, behaupte ich:

> Es hilft, auf diese Fragen Antworten zu suchen und zu finden, wenn Ausgangspunkt und Grundlage der Unternehmensziele die Kriterien des Meikirch-Modells werden.

Mit anderen Worten: Wie würde die Zukunft aussehen, wenn die Führung dieser Unternehmen bereit wäre, sich auf eine Auseinandersetzung mit diesem Modell einzulassen und sich zu fragen, was es für die Unternehmensziele und ihre Umsetzung bedeuten könnte? Und noch einmal anders gefragt: Wie, wenn Gesundheitskultur im Sinn des Meikirch-Modells die Richtschnur der Aktivitäten der Pharmabranche und zentraler Teil des *Mission Statements* würde, in welchem die Unternehmen ihre eigentlichsten Aufgaben und Ziele bindend festlegten? In der Konsequenz verlangte dies allerdings einen Paradigmenwechsel. Ist das Utopie?

Der ehemalige Präsident der Weltbank, James David Wolfensohn, hatte sich zum Ziel gesetzt, die weltweit folgenreiche Politik dieser Institution nach nachhaltigeren Kriterien auszurichten als seine Vorgänger. Er verglich sein Vorhaben mit der Absicht, einen Ozeanriesen auf neuen Kurs zu bringen. Dies geht nur sehr langsam und verlangt viel Kraft, vor allem aber die Überzeugung, dass es notwendig und sinnvoll ist. Die entsprechende Frage in der Gesundheitsindustrie heißt also: Wie akzeptieren wir die Notwendigkeit und Sinnhaftigkeit einer Änderung?

In der Ärzteschaft gibt es einen vielversprechenden Ansatz.

6.5 Mission Statement für Ärzte

Das *Genfer Gelöbnis* ist als Teil der *Genfer Deklaration* eine zeitgemäße Formulierung des ca. 2500 Jahre alten hippokratischen Eides und bildet die ethische Grundlage medizinischen Handelns. Indem es fundamentale Werte festlegt, ist es auch Richtschnur in all den Fällen, in welchen zwischen dem Wohl der Patienten und dem wirtschaftlichen Vorteil der Ärzte entschieden werden muss. Damit hat diese Deklaration auch eine weitreichende ökonomische Bedeutung.

Zum ersten Mal wurde das *Genfer Gelöbnis* 1948 auf Grundlage des hippokratischen Eids formuliert. Die Verbrechen deutscher Mediziner in der Nazizeit gaben den Anlass, sich auf die ursprünglichen Aufgaben des Berufsstandes zu besinnen und diese den Gegebenheiten der Zeit anzupassen – dem gesellschaftlichen Wandel in der Bewertung gewisser Verhaltensnormen und den neuen Dimensionen, Chancen und Gefahren medizinischer Möglichkeiten.

Es ist in einigen Universitäten schon lange Tradition, das ursprüngliche *Genfer Gelöbnis* bei den Abschlussfeiern des Medizinstudiums feierlich vorzulesen. Allgemein durchgesetzt hat es sich nicht. Mit der neuen Fassung von 2017 soll dies anders werden. Während zwei Jahren hat unter der Leitung der deutschen Bundesärztekammer ein internationales Gremium daran gearbeitet. Im Oktober 2017 hat der Weltärztebund in Chicago die neue Fassung für verbindlich erklärt.

6.5.1 Das Genfer Gelöbnis 2017

Als Mitglied der ärztlichen Profession
gelobe ich feierlich, mein Leben in den Dienst der Menschlichkeit zu stellen.

Die Gesundheit und das Wohlergehen meiner Patientin oder meines Patienten werden mein oberstes Anliegen sein.

Ich werde die Autonomie und die Würde meiner Patientin oder meines Patienten respektieren.

Ich werde den höchsten Respekt vor menschlichem Leben wahren.

Ich werde nicht zulassen, dass Erwägungen von Alter, Krankheit oder Behinderung, Glaube, ethnische Herkunft, Geschlecht, Staatsangehörigkeit, politische Zugehörigkeit, Rasse, sexuelle Orientierung, soziale Stellung oder jegliche andere Faktoren zwischen meine Pflichten und meine Patientin oder meinen Patienten treten.

Ich werde die mir anvertrauten Geheimnisse auch über den Tod der Patientin oder des Patienten hinaus wahren.

Ich werde meinen Beruf nach bestem Wissen und Gewissen, mit Würde und im Einklang mit guter medizinischer Praxis ausüben.

Ich werde die Ehre und die edlen Traditionen des ärztlichen Berufes fördern.

Ich werde meinen Lehrerinnen und Lehrern, meinen Kolleginnen und Kollegen und meinen Schülerinnen und Schülern die ihnen gebührende Achtung und Dankbarkeit erweisen.

Ich werde mein medizinisches Wissen zum Wohle der Patientin oder des Patienten und zur Verbesserung der Gesundheitsversorgung teilen.

Ich werde auf meine eigene Gesundheit, mein Wohlergehen und meine Fähigkeiten achten, um eine Behandlung auf höchstem Niveau leisten zu können.

Ich werde, selbst unter Bedrohung, mein medizinisches Wissen nicht zur Verletzung von Menschenrechten und bürgerlichen Freiheiten anwenden.

Ich gelobe dies feierlich, aus freien Stücken und bei meiner Ehre.

„Die Gesundheit und das Wohlergehen meiner Patientin oder meines Patienten wird mein oberstes Anliegen sein." Dieser zweite Grundsatz setzt also die Gesundheit und das Wohlergehen der Patienten als „oberstes Anliegen" jeden Arztes. Bemerkenswert ist, dass in der alten Fassung nur von Gesundheit die Rede war. Jetzt ist das oberste Anliegen der Ärzteschaft nicht nur die Gesundheit, sondern auch das Wohlergehen der Patienten – eine Ausweitung ganz im Sinne des Meikirch-Modells.

Genauso verhält es sich auch mit dem neu eingebrachten Grundsatz: *„Ich werde die Autonomie und die Würde meiner Patientin oder meines Patienten respektieren."* Das ist geradezu revolutionär. Wenn man bedenkt, dass sich das *Genfer Gelöbnis* in die Tradition des hippokratischen Eides stellt, der die Autonomie des Patienten nicht erwähnt, ist mit dieser Revision ein entscheidender Schritt in der Geschichte der Medizin vollzogen worden. Damit wird ein Grundsatz verankert, der in all jenen Fällen von höchster Bedeutung ist, in welchen Ärzte bisher in alleiniger Kompetenz entschieden haben, ob Maßnahmen mit schwerwiegenden Nebenwirkungen oder lebensverlängernde Therapien durchgeführt bzw. fortgeführt werden oder ob darauf verzichtet wird. Jetzt ist der Respekt vor der Autonomie und der Würde der Patienten ein gewichtiges Kriterium. Dies bedeutet, dass die Ärzte über die Anwendung solcher Maßnahmen mit den Patienten oder den von ihnen bestimmten Vertrauenspersonen reden müssen. Wenn keine Einigung zustande kommt, müssen sie sich anders entscheiden, als eine rein medizinische Sicht dies gebieten würde.

Der Patient kann nun die Verantwortung im Sinne seines persönlich erworbenen Potenzials selbst wahrnehmen und entscheiden, wie er mit seinem Leiden und seinem Leben umgehen will. Das bedeutet nicht nur eine Entlastung verantwortungsbewusster Ärzte, es stärkt auch ihre Position gegenüber Forderungen der Spitäler, aus wirtschaftlichen Gründen zum Beispiel möglichst viele Operationen, teure Therapien und lebensverlängernde Maßnahmen durchzuführen. Und damit wird, so prosaisch es klingen mag, das große Sparpotenzial sichtbar, das allein schon in der Erfüllung dieses ethischen Grundsatzes liegt.

6.6   Mission Statement für Spitäler

Die erwähnten Konflikte zwischen Ärzten, Patienten und Spitälern würden vermieden, wenn es auch Mission Statement für Spitäler gäbe, das sich am *Genfer Gelöbnis* und am Meikirch-Modell orientierte und auf die Besonderheiten der Institution abgestimmt wäre. Wenn ein solches *Statement* Ausdruck einer gemeinsamen Überzeugung über die Ethik und Werte ist und auch gelebt wird, werden nicht nur die Kosten sinken, sondern sogar der wirtschaftliche Erfolg wird sich verbessern. Mitarbeiter in allen Bereichen und auf allen Stufen könnten aus innerer Überzeugung und nicht unter Zwang tun, was wirklich der Gesundheit und dem Wohlbefinden der Patienten dient. Sie arbeiteten mit mehr Befriedigung und folglich besser. Und sie würden alles unterlassen, was sie als Verschwendung von persönlichen und finanziellen Ressourcen erkennen. Darin läge nicht nur ein beträchtliches Sparpotenzial, es erweiterte auch den Spielraum für sinnvolle und ethisch vertretbare Tätigkeiten.

Damit komme ich auf die Ausführungen zurück, die ich anhand des Beispiels der *Mayo Clinic* gemacht habe, und auf meine Überzeugung:

> In der Medizin ist viel Motivations- und damit auch Sparpotenzial vorhanden.

Ich weiß, dass es unter angehenden Ärzten eine Tendenz gibt, jene Spezialisierungen zu wählen, die hohe Einkommen versprechen. Doch ich bin davon überzeugt, dass nach wie vor viele Mediziner ihren Beruf nicht aus ökonomischen, sondern aus ideellen Motiven gewählt haben. Dies gilt erst recht für Fachkräfte in der Pflege und anderen Gesundheitsbereichen, in denen man nicht reich wird. Diese Menschen möchten Leiden lindern, Krankheiten bekämpfen und vorbeugen, das Leben kranker Menschen erleichtern. Sie wollen hohe Werte schaffen, und das tun sie auch. Doch manche werden ausgebeutet und durch scheinbare Sachzwänge daran gehindert, ihren Beruf so auszuüben, wie sie es sich erträumt haben. So werden sie demotiviert, ausgebrannt oder zynisch – ihr wichtigstes persönliches Potenzial geht verloren. Eine internationale Befragung hat ergeben, dass die Hälfte aller in Industrie und Dienstleistung Beschäftigten bereit wären, bei ihrem Lohn oder Berufsstatus Abstriche zu machen, wenn sie sinnvollere Arbeit leisten könnten. Dies ist ein überzeugendes Indiz für die bereits mehrfach erwähnte Bedeutung der Sinnfrage für die Motivation bei der Arbeit.

6.7   Motivation von Ärzten und Pflegenden

In Spitälern und Pflegeeinrichtungen sind in erster Linie Zeitdruck und sinnloser administrativer Aufwand motivationsschädigende Lasten. Frei praktizierende Ärzte, vor allem Hausärzte, werden durch Tarifordnungen mit denselben Problemen konfrontiert. All diese Vorgaben, die mit dem eigentlichen Auftrag, der eigentlichen Mission und der ursprünglichen Motivation der Menschen in Gesundheitsberufen nichts zu tun haben, laufen auf eine Missachtung der Bedürfnisse und der Würde von Ärzten und Pflegenden hinaus, die sich vor allem einer umfassenden Betreuung kranker Menschen widmen möchten.

Der Vorwurf, Ärzte würden zu viel verdienen und damit die Gesundheitskosten in die Höhe treiben, trifft nur für einige Spezialisten und Chefärzte zu. Bis ein Mediziner eine solche Position erreicht, muss er sich jahrelang in dienender Funktion und mit einem knappen Gehalt begnügen – ausgerechnet in jenen Lebensjahren, in welchen man in der Regel eine junge Familie gründen und unterhalten möchte. Ist es denn gänzlich unverständlich, dass der endlich Arrivierte nach einer langen Karenzzeit wirklich zulegen will? Nicht nur menschlich, sondern auch ökonomisch sinnvoller wäre es, die Einkommenskurve zu glätten. Wenn schon junge Ärzte über ein steigendes Einkommen verfügen, entstehen weniger übertriebene Begehrlichkeiten.

Was ich im Abschnitt über die wirtschaftlich positiven Auswirkungen einer sinngebenden Unternehmenskultur, die den Mitarbeitern Achtung und Wertschätzung entgegenbringt, geschrieben habe, gilt genauso für die Gesundheitsversorgung. Wertschätzung und Achtung steigern die Leistung und den Erfolg. Das Gesundheitswesen ist nichts anderes als ein großes und großartiges Unternehmen. Es ist *too big* und *too great to fail,* zu groß und zu großartig, um zusammenbrechen zu dürfen. Doch wenn diesem „Unternehmen" die Erfüllung seiner eigentlichen Mission auf bekannte Weise immer wieder vorenthalten wird, zum Beispiel durch ständige Auseinander-setzungen über die Kosten, wird es zwar nicht gänzlich zusammenbrechen, jedoch in mancher Hinsicht versagen – auch das ist eine der Bedeutungen des Wortes *fail,* das heißt versagen.

6.8   Begehrlichkeit unter Patienten

Ein Letztes in diesem zwangsläufig unvollständigen Diskurs über Geld, Sparen und Ideale: Es gibt nicht nur teure Begehrlichkeit unter gewissen Leistungserbringern. Es gibt auch eine Art Begehrlichkeit unter Patienten.

Das Wort „Begehrlichkeit" betrifft nicht den legitimen Anspruch auf Hilfe und Heilung. Doch nicht selten drücken Patienten folgende Haltung aus: „Ich zahle hohe Versicherungsprämien, also stehen mir auch die teuersten Leistungen zu!" So entsteht ein Teufelskreis: Die hohen Prämien erhöhen die Anspruchshaltung; die höhere Anspruchshaltung erhöht die Gesundheitskosten; die erhöhten Kosten führen zu noch höheren Prämien.

Es stimmt, dass Patienten mancherlei Anreizen ausgesetzt sind, das Teu-erste und Beste zu verlangen, obwohl es oft nicht einmal das Beste ist. Dies kann von Medienberichten über Heilungserfolge verursacht sein, von Versprechungen gewisser Leistungserbringer, und nicht selten wird die Anspruchshaltung auch verstärkt durch Verwandte und Freunde, die auf den Einsatz der letztmöglichen Mittel drängen. Diese Spirale wird nur dann nachhaltig zurückgedreht, wenn jeder einzelne Patient aus eige-nem Antrieb und innerer Überzeugung nur jene Versorgung beansprucht, die seiner Gesundheit und der Entwicklung seiner Persönlichkeit am bes-ten entspricht. Voraussetzung dafür ist eine Gesundheitskultur, wie sie im 5. Kapitel beschrieben ist. Das Meikirch-Modell bietet dazu die Grund-lage. Wer von der Definition von Gesundheit nach diesem Modell über-zeugt ist, wird den Anspruch auf unbegrenzte medizinische Versorgung nicht aufrechterhalten und sich stattdessen darauf besinnen, welches Leben sie oder er leben möchte und was sie oder er dafür zu leisten bzw. in Kauf zu nehmen bereit ist. Es nützt nichts, wenn sich nur die Ärzte an das Ver-sprechen im neuen *Genfer Gelöbnis* halten, die Autonomie und Würde ihrer Patienten zu respektieren. Auch diese müssen bereit sein, ihren Teil der Verantwortung für ihre Gesundheit zu übernehmen und dadurch wirklich gesund zu werden.

Die herausfordernde Situation im Gesundheitswesen ist allgemein erkannt. Doch die Schlussfolgerungen blieben bisher unbefriedigend.

Mittlerweile bewegt sich die finanzielle Belastung durch die ungebremst steigenden Gesundheitskosten für viele Menschen an der Schmerzgrenze. In Genf kam es schon mehrmals zu größeren Demonstrationen gegen den unhaltbaren Zustand, zuletzt am 17. November 2018. Im Kanton wurde auch eine Volksinitiative für eine staatlich finanzierte Einheits-Krankenkasse lanciert. Das würde die Staatskasse mit jährlich zwei Milliarden Franken belasten. Auf nationaler Ebene ist eine Initiative hängig, welche die Kantone ermächtigen soll, die Krankenkassenprämien festzusetzen. Eine weitere Initiative will es den Parlamentariern verbieten, für Krankenkassen zu arbeiten. Auch für eine Begrenzung der Prämien auf 10 % des Einkommens werden Unterschriften gesammelt. Im Kanton Waadt soll diese Begrenzung auch verwirklicht werden.

Es sind nicht nur direkt Betroffene und Politiker, die sich für grundlegende Reformen einsetzen, sondern auch immer mehr Schlüsselpersonen im Gesundheitswesen. Der Präsident der Schweizerischen Akademie der Medizinischen Wissenschaften sprach bei verschiedenen Gelegenheiten im Herbst 2017 gar von der Gefahr, dass das Gesundheitswesen ein *Grounding* erlebe wie im Herbst 2001 die nationale Fluggesellschaft *Swissair*. Er befürchtet in naher Zukunft einen Volksaufstand. Die Gründe, die er nennt, sind die bekannten, zum Beispiel: „Es profitieren zu viele." Die Lösungen, die er andeutet, sind nicht neu: Weniger Begehrlichkeiten auf allen Seiten, mehr Steuerung im Sinne von *Managed Care,* Verzicht auf unnötige Therapien und Eingriffe, besonders im Alter.

Die Ansicht, dass vor allem ökonomische Interessen die Kostensteigerungen bewirken, wird weiterum anerkannt. Und weiterum will man ihnen mit ökonomischen Maßnahmen beikommen. Hier muss ich einmal mehr Einstein zitieren: „Probleme kann man niemals mit derselben Denkweise lösen, durch die sie entstanden sind." Das heißt nicht, dass ökonomische Argumente und Maßnahmen falsch sind. Aber sie müssen – wie in anderen Bereichen auch – dem Ziel des Gesundheitswesens, das heißt der Gesundheit der Menschen, dienen. Ökonomische Anreize dürfen dieses Ziel nicht konkurrenzieren.

Die Anregungen und Überlegungen dieses Kapitels führen zu dieser kurzen Zusammenfassung.

6.9   Zusammenfassung

Übersicht

- Sparmaßnahmen können nicht Teil eines Paradigmenwechsels sein. Sie führen nur zu *„more of the same"*, das heißt: mehr vom Gleichen. Damit stören sie die Gesundheitsversorgung noch mehr. Schon im heutigen Gesundheitssystem spielen Sparmaßnahmen eine negative Rolle.
- Folgende Bedingungen sind notwendig, um die Gesundheitskosten zu senken und gleichzeitig die Gesundheit der Menschen zu verbessern:
  1. Ein angemessenes Gesundheitsverhalten der Bevölkerung auf der Basis einer Gesundheitskultur, wie sie das Meikirch-Modell fordert.
  2. Arbeitsbedingungen für Ärzte, die sie vor allen ökonomischen Fremdeinflüssen auf ihre ärztlichen Entscheide wirksam schützen.
  3. Ein Verständnis des Gesundheitswesens als komplexes adaptives System.
  4. Verpflichtung aller Mitarbeiter des Gesundheitssystems auf das *Genfer Gelöbnis*.
  5. Ein Gesundheitswesen mit neuen Organisationsformen.
  6. Alle ökonomischen Anliegen werden ausdrücklich in die zweite Priorität zurückgestuft.
- Nur das Meikirch-Modell enthält das entscheidende Sparpotenzial. Wenn einmal der Wille und die Bedingungen zur Realisierung dieses Modells gegeben sind, wird sich das Gesundheitswesen – als komplexes adaptives System – autonom bis zum entscheidenden Paradigmenwechsel weiterentwickeln. Doch erst daraus wird mehr Gesundheit für weniger Geld resultieren.

Das realisierte neue Paradigma stützt sich nicht nur auf das Meikirch-Modell. Es wird auch die daraus resultierende Gesundheitskultur, das *Genfer Gelöbnis* für alle Mitarbeiter des Gesundheitswesens und eine Bottom-up-Organisation brauchen.

7

Ein Anfang in abgelegener Region

Inhaltsverzeichnis

Wie das Meikirch-Modell nach Indien kam. Wie in 100 Dörfern im Bundesstaat Odisha eine Gesundheitskultur entstand. Wo sich Schwierigkeiten zeigten und was erfolgreich ist. Und was dies über die universale Anwendbarkeit des Meikirch-Modells aussagt.

Im September 2011 fand in Bonn ein internationaler UNO-Kongress über nichtübertragbare chronische Krankheiten statt. Anlass war die Tatsache, dass jährlich 40 Mio. Menschen an Herz- und Gefäßkrankheiten, Krebs, Erkrankung der Atemwege und Diabetes sterben. Ich war eingeladen, mit einem Poster das Meikirch-Modell vorzustellen. Der Platz, der mir dafür zugewiesen wurde, lag allerdings in einem abgelegenen Winkel. Nur wenige Tagungsteilnehmer fanden den Weg dorthin. Doch ich ließ mich nicht entmutigen und mein Ausharren hat sich gelohnt. Denn ein Mann, der sich spontan für das Konzept zu interessieren begann, wurde der Erste und

© Springer-Verlag GmbH Deutschland, ein Teil von Springer Nature 2019
J. Bircher, *Die verlorene Hälfte der Medizin,* https://doi.org/10.1007/978-3-662-59639-5_7

vorderhand Einzige, der das Meikirch-Modell in einer elementaren, aber effektiven Weise verwirklicht hat. Er ist Inder, sein Name ist Sarangadhar Samal, genannt Sarang.

Um zu verdeutlichen, welche Bedeutung die Einführung des Meikirch-Modells in seiner Herkunftsregion hat, muss ich zuerst die Ausgangssituation skizzieren. Sarang wurde 1961 in eine arme Bauernfamilie im Bundesstaat Odisha geboren. Die Provinz im Osten Indiens ist reich an Rohstoffen, vor allem Kohle und Erzen. Ein Teil davon wird in der industrialisierten Region zu Stahl und Aluminium verarbeitet, zudem gibt es Erdölvorkommen, die vor Ort raffiniert werden. Der Großteil der Rohstoffe und Verarbeitungsprodukte wird über die Häfen am Golf von Bengalen exportiert. Vier Fünftel der Bevölkerung leben jedoch nach wie vor in ärmlicher Subsistenzwirtschaft in den weiten ländlichen Gegenden.

In der Region, in der Sarang aufgewachsen ist, herrschte nicht selten Hunger. Dann schickte ihn die Mutter in den Urwald, um Blätter zu sammeln, die sie für die Familie kochte. Der kleine Sarang war begabt und fleißig; täglich legte er den anderthalbstündigen Weg in die Sekundarschule zu Fuß zurück. Das anschließende Collegestudium schloss er als Sozialarbeiter ab. An seiner ersten Arbeitsstelle in der Holzindustrie setzte er sich für existenzsichernde Löhne der Arbeiter ein. Man bot ihm persönlich jede Lohnerhöhung an, die er wünschte, wenn er die Sache auf sich beruhen lasse. Er wies das Angebot ab, kündigte und gründete eine Gewerkschaft, mit der er eine dreifache Lohnerhöhung für die Arbeiter erreichte. Danach stellte er in einer staatlichen Funktion Exportpapiere für die Holzindustrie aus. Nach kurzer Zeit legte man ihm nahe, bei allen Messungen der Hölzer einige Zentimeter zuzulegen. Die Preisdifferenz sollte in die Taschen der Vorgesetzten fließen – und ein Anteil natürlich in seine eigenen. Auch dazu bot Sarang nicht Hand. Er kehrte in sein Heimatdorf zurück. Die Bewohner, die erwartet hatten, dass er als einziger Ausgebildeter Geld in die Gemeinschaft einbringe, fühlten sich getäuscht, machten ihm Vorwürfe und grenzten ihn aus.

Deprimiert zog er in eine abgelegene, dünn besiedelte Gegend der geschützten Urwaldregion Gondia. Deren indigene Stammesbevölkerung lebte zu der Zeit im Übergang von einer Jäger- und Sammlerexistenz zu einer kargen Landwirtschaft.

In den Siebzigerjahren des letzten Jahrhunderts entstanden in der Region eine Reihe Streusiedlungen ohne jede Infrastruktur. Das Trinkwasser wurde aus einem Fluss geschöpft und von den Frauen, teils mehr als eine Wegstunde weit, in Tonkrügen in ihre Hütten getragen. 1984 grub Sarang zusammen mit einigen Einheimischen im Dorf Pipiria einen ersten

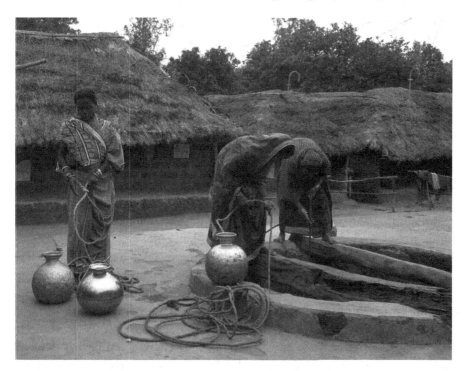

Abb. 7.1 Wasserbrunnen im Dorf Pipiria mit Häusern der Einwohner im Hintergrund. Frauen holen das Wasser aus sieben Meter Tiefe

Brunnenschacht. Viele wurden bei der mühsamen Handarbeit misstrauisch und mürrisch, denn erst in sieben Meter Tiefe stießen sie auf Wasser.

Das Ansehen, das Sarang sich nach den erheblichen Widerständen mit dem Erfolg erworben hatte, wurde noch größer durch ein dramatisches Ereignis. Während einer abendlichen Versammlung der Dorfbewohner hatte ein Tiger ein Kleinkind vor einer nahe gelegenen Hütte angefallen. Seine Schreie lockten die Männer herbei, die ihrerseits sofort miteinander laut brüllend auf das Tier zurannten und es so verscheuchen konnten. Das Kind, das der Tiger bereits zwischen den Zähnen hielt, ließ er fallen. Es lebte noch, doch die Dorfbewohner gaben ihm keine Überlebenschancen, denn der Bauch war aufgerissen und Därme quollen hervor. Sarang jedoch packte den Kleinen in seinen Rucksack und fuhr mit dem wenige Tage zuvor erworbenen Moped auf halsbrecherische Weise über die holperigen Straßen zur Gesundheitsstation des nächsten größeren Ortes. Der Knabe wurde in der Nacht operiert, und Sarang konnte ihn nach zwei Wochen den Eltern zurückbringen. Heute ist er ein 30-jähriger Mann und Familienvater. Große Narben am Bauch zeugen von den Tigerbissen und der Operation (Abb. 7.1).

Die Siedlung um den Brunnen wuchs zu einem richtigen Dorf, und weitere Brunnen und Dörfer entstanden in der Umgebung. Sarang begann, mit den Stammeshäuptern eine Verwaltungs- und Sozialstruktur aufzubauen. Er gründete Schulen und 1996 eine Klinik für die Behandlung verbreiteter Augenkrankheiten, die auch bei Kindern zu Blindheit führten. Ab dem Jahr 2000 übernahm die von Sarang gegründete Non-Profit-Organisation *National Youth Service Action and Social Development Research Institute* NYSASDRI in Zusammenarbeit mit der Regierung die Verantwortung für eine Wasserversorgung der Stammesdörfer in der Region, für Ernährungssicherheit, Schulen, Registrierung des Grundbesitzes und für Verwaltung. Spenden aus dem Ausland, vor allem den USA, sowie Unterstützung der Weltgesundheitsorganisation ermöglichten die Aktivitäten.

Ein großes Anliegen Sarangs blieb der Aufbau einer elementaren Gesundheitskultur. Jedes Wissen über die Bedeutung von Hygiene und Vorsorge fehlte in der Bevölkerung. Tropen- und andere nichtübertragbare Krankheiten sowie eine hohe Kindersterblichkeit waren die Folge. Es gab vereinzelte Aktionen eines staatlichen Gesundheitsprogramms, doch die Wirkung blieb gering. „Unter den vielen Problemen der Stammesbevölkerung in den neuen Dörfern blieb die Situation im Bereich Gesundheit schwierig", schrieb Sarang im Rückblick. „Deshalb suchten wir nach innovativen Methoden, den Einheimischen das Gesundheitsverhalten zu vermitteln, das wir anstrebten." Während dieser Suche nahm Sarang 2011 am Kongress in Bonn teil.

7.1 Eigene Überzeugung, ein Handbuch und Überzeugungsarbeit

Auf diesen drei Pfeilern ruht der rasche Erfolg der Einführung des Meikirch-Modells in den von Sarang betreuten Gegenden in Odisha. Ich lud Sarang ein, auf dem Rückflug von Bonn den Zwischenhalt in Zürich zu nutzen und mich in Meikirch zu besuchen, um das Konzept vertieft kennenzulernen. Nachdem wir uns mehrere Stunden ausgetauscht hatten, kehrte Sarang, begeistert von der einfachen Anwendbarkeit und dem großen Potenzial des Modells, in seine Urwaldregion zurück. Er war überzeugt, dass er den Weg gefunden habe, die Gesundheit der Menschen in seiner Umgebung wirksam fördern zu können. Die Definition von Gesundheit nach dem Meikirch-Modell, schrieb mir Sarang, „kann den Dorfbewohnern ein neues Verständnis geben, wie sie ihre Gesundheit bewahren können. Dieses Modell ersetzt keine der Maßnahmen zur Bewahrung der Gesundheit. Aber es stellt sie in einen neuen und für die Menschen verständlichen Kontext. Ein erster Versuch, mithilfe des Meikirch-Modells die Bevölkerung über Gesundheit aufzuklären, erwies sich als vielversprechend."

Um eine leicht verständliche Grundlage für die Umsetzung des Modells unter den besonderen Bedingungen der Region zu erhalten, verfassten wir zusammen ein Handbuch, das Manual für die Implementierung des Mei-kirch-Modells. Der Titel: „Was ist Gesundheit? Warum müssen wir das wissen?" Auf 20 Seiten sind zuerst kompakt, konkret und anschaulich die Definition von Gesundheit und die Begriffe des biologisch gegebenen und des persönlich erworbenen Potenzials erläutert. Besonderes Gewicht liegt dabei auf der Bedeutung des persönlich erworbenen Potenzials für die Gesundheit sowie auf der Berücksichtigung der besonderen Anforderungen des harten Lebens der Bewohner der Region. Danach wird pragmatisch dar-gelegt, wie das Modell gemeinsam mit der Bevölkerung umgesetzt werden kann. Ziel ist eine Gesundheitskultur. Der Weg dazu ist die Vermittlung des grundlegenden Wissens, „das auf eine Weise vermittelt wird, die Vertrauen schafft", so das Handbuch. Weiter heißt es: „Die Sorge für die Gesundheit muss ein Teil der Selbstverantwortung eines jeden werden und sollte die fol-genden Aspekte beinhalten: 1. Sorge dafür, das biologisch gegebene Poten-zial so gut wie möglich wirksam zu erhalten. 2. Sorge dafür, das persönlich erworbene Potenzial kontinuierlich weiterzuentwickeln. 3. Sorge dafür, die Anforderungen des Lebens in einem Gleichgewicht mit den beiden Poten-zialen zu halten."

Im Frühjahr 2012 begann in 100 Dörfern Gesundheitsausbildung nach dem Meikirch-Modell. Die Bevölkerung besteht vorwiegend aus Stammes-angehörigen, die teils Analphabeten sind und als Bauern und Hilfsarbeiter am Existenzminimum leben. Um die Einführung des Meikirch-Modells finanziell zu unterstützen, sammelte ich mit Freunden und Verwandten Geld für Sarang.

7.2 Schwierigkeiten und Erfolg bei der Umsetzung des Modells

zeigten sich beispielhaft bei einer Impfkampagne, um die Kindersterblich-keit zu reduzieren. Dazu beauftragte die Regierung Hilfskräfte, sogenannte *Health Workers,* die für Gesundheitsaufgaben in den Regionen ausgebildet waren. Diese Frauen wurden im Akkord, das heißt nach der Anzahl der durchgeführten Impfungen, bezahlt. Die Beauftragten meldeten, sie hätten 100 % der Impfdosen verabreicht. Jedoch 80 % der Ampullen hatten sie weggeworfen, weil die Eltern eine Impfung ihrer Kinder verweigerten. Sarang informierte die zuständige Staatsstelle über den Betrug. Naturgemäß zog er damit die Wut der *Health Workers* auf sich. Er berief sie zu einem Gespräch. „Was würdet ihr tun, wenn euer Kind an Fieber oder Kinderlähmung stirbt, weil ihm die Impfung verweigert wurde?", fragte er. „Wie könnt ihr weiterleben, wenn ihr wisst, dass Hunderte Kinder sterben, weil ihr die Ampullen weggeworfen habt?" Das tat die erhoffte Wirkung. Im persönlichen Gespräch entstand gegenseitiges Vertrauen. Die *Health Workers* waren bereit, nach den Grundzügen des Meikirch-Modells zu arbeiten. Seither wird die Impfkampagne seriös durchgeführt.

Das Beispiel zeigt, dass autoritär und aus Distanz verordnete, vom Kontext isolierte Maßnahmen zum Scheitern verurteilt sind. Vor allem aber, dass Zusammenarbeit und ein überzeugendes Konzept, mit persönlichem Engagement vorgetragen, Einstellungen und Verhalten verändern können. Dies gilt besonders auch für die Bereitschaft der Bevölkerung, die Denkweise des Meikirch-Modells zu übernehmen. Das Vertrauen und Ansehen, das sich Sarang durch seinen unermüdlichen Einsatz zu ihrem Wohl erworben hat, ist eine Voraussetzung für den Erfolg. Durchschlagend und nachhaltig wirken kann er nur mit geduldiger und vielseitiger Kleinarbeit: Vortragsveranstaltungen in den Dörfern, Teilnahme an den Selbstverwaltungssitzungen der Dörfer, Informationsveranstaltungen und didaktische Hilfsmittel, die möglichst früh die Menschen für Hygiene und gesunde Ernährung sensibilisieren usw (Abb. 7.2). Und nicht zuletzt braucht das Konzept Anerkennung einerseits in der Politik, das heißt in der Regierung, und andererseits in der Fachwelt.

7.3   Die Überzeugungsarbeit in der Politik

Die Überzeugungsarbeit in der Politik verfolgte Sarang aufgrund seiner positiven Erfahrungen in den Dörfern. Die Hauptschwierigkeit bestand darin, den Unterschied zwischen der Gesundheitskultur nach dem Meikirch-Modell und den Gesundheitsmaßnahmen der Regierung zu verstehen. Dazu veranstaltete Sarang Seminare für Beamte, Lehrer und *Health Workers*. In zwei *Colleges* gehört das Meikirch-Modell zum Lehrstoff. Bei gelegentlichen Besuchen von Regierungsvertretern in den Dörfern zeigt er ihnen die Fortschritte. Ebenso wichtig ist die informelle Überzeugungsarbeit. Sarang ist Rotarier, hält Vorträge bei ihren Versammlungen und lobbyiert bei offiziellen Anlässen. Auf diese Weise hat er auch Zugang zum *Governor*, dem

Chef der Regierung des Staates Odisha, gefunden. Im Jahr 2019 wird der Gesundheitsminister die „Meikirch-Dörfer" besuchen. Das ist entscheidend. Denn die ganze Überzeugungsarbeit auf der Ebene der Regierung nützt nur, wenn die Anweisungen auch von oben kommen. Letztlich funktioniert die Politik in Indien noch immer nach dem Prinzip *top-down*, von oben nach unten. Vorbereitet aber wird es von unten nach oben, *bottom-up*.

7.4 Fachliche Anerkennung

Um fachliche Anerkennung zu gewinnen, begann Sarang, zusammen mit seinem engsten Mitarbeiter Dhirendra Mohanti 2015 eine Pilotstudie durchzuführen. Das Ziel war, messbare Ergebnisse vorzuweisen. Ich war als Berater für die wissenschaftlich korrekte Durchführung beteiligt. Mit den beschränkten Möglichkeiten konnte nur eine retrospektive Studie durchgeführt werden. Eine prospektive Untersuchung steht noch aus. Die Ergebnisse sind publiziert in der in Indien anerkannten medizinischen Zeitschrift der Patil-Universität in Puna. Die Publikation veranschaulicht nicht nur die Resultate der Tätigkeiten in den ersten Jahren nach Einführung des Meikirch-Modells, sie zeigt auch eindrücklich, wie es in den Dörfern ohne Ausbildung im Meikirch-Modell um Hygiene und Gesundheitsverhalten bestellt ist.

Für die Studie wurden 20 Dörfer ausgewählt, in denen Grundregeln des Gesundheitsverhaltens nach dem Meikirch-Modell vermittelt wurden, und eine Kontrollgruppe von 20 Dörfern ohne diese Maßnahmen. In den Dörfern beider Gruppen wurde das staatliche Gesundheitsprogramm durchgeführt. In der Meikirch-Gruppe hatten 30 Informationsveranstaltungen über das Modell mit der gesamten Bevölkerung stattgefunden. Zudem waren Dorfautoritäten sowie Frauengruppen zu separaten Anlässen mit dem Modell vertraut gemacht und verschiedene weitere Gelegenheiten zur Vermittlung von dessen Grundsätzen genutzt worden. Die Erhebung der Daten und Befragungen führten Mitarbeiter von Sarangs Institut NYSASDRI durch.

Das Ergebnis in den Dörfern mit Ausbildung im Meikirch-Modell:

- Acht von zehn Haushalten in dieser Gruppe haben jetzt eine Latrine; das ist eine Verdoppelung seit der Einführung des Modells.
- Drei Viertel der Bevölkerung tragen bei der Nutzung der Latrine Sandalen und schützen sich auf diese Weise vor Infektionen an den Füßen. Auch dies ist annähernd eine Verdoppelung.

- Neun von zehn Personen waschen vor dem Essen die Hände, mehr als doppelt so viele als zuvor. Dies ist besonders wichtig, da noch immer von Hand, das heißt ohne Besteck, gegessen wird.
- Fast alle Familien nutzen die Mutter-Kind-Beratung, zuvor waren es acht von zehn.
- Vor dem Meikirch-Modell benutzten sieben von zehn Haushalten Moskitonetze, jetzt sind es beinahe alle.
- Während vorher Reis das zumeist einzige und damit ungenügende Nahrungsmittel war, gehören nun in einem Drittel der Haushalte Früchte und frisches Gemüse zum täglichen Essen. Ein großer Teil davon wird in Gärten im Dorf gezogen. Für den Einkauf auf dem Markt fehlen vielen Familien die Mittel, und deshalb ist das Resultat leider nicht befriedigend.
- Die Resultate zeigen den Erfolg des Unterrichts über das Meikirch-Modell in 20 Dörfern. Zum Vergleich wurden 20 Dörfer der gleichen Region Gondia herangezogen, in denen kein Unterricht erteilt worden ist. Die untersuchten Aspekte:

Resultate des Unterrichts über das Meikirch-Modell in 20 Dörfern in Odisha

Untersuchte Aspekte (in % pro Dorf)	untersuchte Dörfer	
	ohne Unterricht	mit Unterricht
Haushalte mit verbesserter Ernährung	27 ± 4	35 ± 3
Personen, die bei der Latrine Sandalen tragen	41 ± 10	74 ± 9
Personen mit gewaschenen Händen vor dem Essen	41 ± 10	90 ± 4
Latrinen pro Haushalt	42 ± 81	80 ± 8
Geimpfte Kinder	57 ± 7	97 ± 3
Haushalte mit Mückennetzen (Malaria-Prophylaxe)	68 ± 17	97 ± 7
Haushalte mit guter Mutter-Kind-Betreuung	79 ± 11	98 ± 1

Die Resultate werden in % pro Dorf ausgedrückt. Die Zahlen sind Mittelwerte und Standardabweichungen. Alle Differenzen sind statistisch hoch signifikant ($p < 0{,}001$).

(Samal, S., Mohanti, D., Born, E., Bircher, J.: *Teaching of health with the Meikirch model to indigenous people improves their health-supporting behavior: A pilot study.* Med J DY Patil Univ 2017, 10, S. 17–20)

Das wichtigste bisherige Ergebnis der Einführung des Meikirch-Modells in den Dörfern der Region Gondia ist:

7.5 Eine Gesundheitskultur beginnt sich zu entfalten

Das Hygieneverhalten, die Impfungen, die Sorgfalt in der Mutter-Kind-Beziehung sind bei uns in der Schweiz eine Selbstverständlichkeit, wenn auch nicht durchwegs seit allzu langer Zeit. Ich erinnere mich an eine Gesundheitsbroschüre für die Primarschüler in den Fünfzigerjahren mit dem Spruch: „Nach der Arbeit, vor dem Essen, Händewaschen nicht vergessen!" In diese Zeit fällt auch der „Feldzug" für Impfungen und Zahnhygiene.

In Gondia werden diese einfachen Grundregeln einer Gesundheitskultur im Kontext der neuen Definition von Gesundheit vermittelt, die ein Verständnis des biologisch gegebenen und des persönlich erworbenen Potenzials im Zusammenhang mit den Anforderungen des Lebens miteinschließt. Sie sind dadurch Teil eines dynamischen Prozesses im komplexen adaptiven System des regionalen Gesundheitswesens. Denn in der Bevölkerung hat sich das Bewusstsein verankert, dass, in den Worten von Sarang, „Gesundheit nicht einfach ein Schicksal ist, sondern dass jedermann dafür Verantwortung übernehmen kann und muss."

Mit der Zeit wird sich in der für unsere Begriffe wenig entwickelten Region ein komplexeres Gesundheitswesen etablieren, in welchem auch die neuen Errungenschaften der Medizin angeboten werden. Doch all dies wird, sofern das Meikirch-Modell in der Bevölkerung und in der Politik weiter verankert wird, in anderen Bahnen vor sich gehen, als es in den Industrieländern geschehen ist. Nahrung gibt dieser Zuversicht die Absicht der Regierung, das Meikirch-Modell der Gesundheitspolitik des Bundesstaates Odisha zugrunde zu legen.

Es mag erstaunen – und vielleicht auch zu Skepsis Anlass geben –, dass das Modell in derart kurzer Zeit Fuß gefasst hat. Natürlich hat die Tatsache, dass es zuvor praktisch keine Gesundheitsversorgung gegeben hat, dies möglich gemacht. Es musste nicht auf bisher etablierte Konzepte verzichtet werden, es mussten, abgesehen von der Medizin der Urbevölkerung, keine alteingewurzelten Überzeugungen und Praktiken überwunden werden. Nichtsdestoweniger konnten die Ideen sich nur durchsetzen, weil sie von vertrauenswürdiger Seite verfolgt wurden und sich bewährten.

7.6   Anpassungsfähigkeit des Modells

Der Erfolg ist auch ein Beleg für die Anpassungsfähigkeit des Modells.

Ich bin bei der Entwicklung des Konzepts von den negativen Erfahrungen mit unserem Gesundheitssystem ausgegangen und habe vorerst nur einen Paradigmenwechsel in diesem vor Augen gehabt. Ich hatte keinen Augenblick an ein Pilotprojekt im Urwald gedacht. Doch ich bin glücklich darüber, dass das Meikirch-Modell erstens in einer bisher von Gesundheitsversorgung vernachlässigten Gegend einer weitgehend ungeschulten Bevölkerung mehr Gesundheit bringt und einen Ansatz zu autonomer und effektiver Gesundheitskultur bietet. Und zweitens, dass dies unter verschiedenen kulturellen und wirtschaftlichen Bedingungen möglich ist. Offensichtlich ist das Meikirch-Modell, zeitgenössisch formuliert, ein universell anwendbares Tool. Auch hat mich gefreut, dass zu Sarangs publiziertem Artikel ein Kommentar gedruckt worden ist (Borker, S.: *Teaching of Health with Meikirch Model.* Med J DY Patil Univ 2017, 10, S. 20–21). Er schließt mit den Worten: „Lang lebe das Meikirch-Modell!".

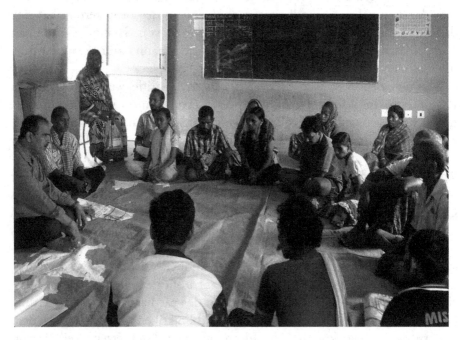

Abb. 7.2 Unterricht über das Meikirch-Modell in einem Dorf in der Gondia-Region von Odisha. Der Mann mit dem blauen Hemd ist Sarangs Mitarbeiter

8

„IMAGINE!"

Unter Mitarbeit von Hanspeter Gschwend

Das Meikirch-Modell ist da, bereit, diskutiert und umgesetzt zu werden. Ich setze mich persönlich nach Kräften dafür ein. Doch es braucht eine intensive Auseinandersetzung und einen breiten Konsens, wenn es Erfolg haben soll. Ich habe den Autor und Journalisten Hanspeter Gschwend darum gebeten, sich vorzustellen, wie es dazu kommen könnte. Er tut es in Form einer fiktiven Zusammenkunft befreundeter Ärztinnen und Ärzte, in der sie sich zum ersten Mal mit dem Meikirch-Modell auseinandersetzen. Die Namen, Personen und Dialoge sind frei erfunden.

Ort Das Privathaus von Prof. Sebastian Gut

Personen (in der Reihenfolge ihres Erscheinens) Sebastian Gut, Prof. Dr. med., Infektiologe, Gastgeber

Stefan Scherrer, Dr. med., Chefarzt Unfallchirurgie an einem Kantonsspital

Thomas Schwarz, Dr. med., frei praktizierender Onkologe

Peter Klein, Dr. med., Hausarzt

Verena Karrer, Prof. Dr. med., Chefärztin Innere Medizin an einem Universitätsspital

Dora Siegel, Dr. med., frei praktizierende Psychiaterin

Paul Ruhleb, Prof. Dr. med., ehemaliger Präsident der Schweizerischen Akademie der Medizinischen Wissenschaften

© Springer-Verlag GmbH Deutschland, ein Teil von Springer Nature 2019
J. Bircher, *Die verlorene Hälfte der Medizin*, https://doi.org/10.1007/978-3-662-59639-5_8

Die Hausglocke klingelt einmal, zweimal, dreimal. Irritiert blickt Prof. Sebastian Gut auf die Wanduhr. Nein, die Kollegen treffen erst in einer Viertelstunde ein, und wenn nicht, kommen sie eher zu spät als zu früh. Doch der Mensch ist unberechenbar …

Gut kontrolliert kurz, ob seine Frau genügend Gläser und Schälchen bereitgestellt hat, und während er zur Haustür geht, klingelt es noch einmal. Gut öffnet. Vor ihm steht Stefan Scherrer, Chefarzt der Unfallchirurgie am Kantonsspital, bekannt für seine ruhige Hand. Privat ist er menschenfreundlich und umgänglich, doch jetzt ist sein Gesicht von Grimm verzerrt. Nervös klopft er eine Zeitung ans Bein. „Hast du das gelesen?", ruft er noch vor dem Gruß und hält seinem Kollegen das Titelblatt vors Gesicht. „Chefärzte verdienen über eine Million!", steht da in dicken Lettern.

„Stimmt doch", sagt Gut ruhig. Entsetzt schaut Scherrer ihm ins Gesicht. „Natürlich stimmt es! Aber das ist nicht der Punkt!" „Nein, das ist nicht der Punkt", antwortet Gut, legt dem Erregten die Hand auf die Schulter und führt ihn ins Wohnzimmer.

Einmal im Monat treffen sich hier in lockerer Zusammensetzung Mediziner verschiedener Fachrichtungen und Funktionen, tauschen Erfahrungen und Erinnerungen aus, sprechen über Gesundheitspolitik, später über Kollegen und die Familie. Einige Teilnehmer sind Weggefährten von Prof. Gut, der vor allem in der medizinischen Forschung gearbeitet hat und demnächst emeritiert wird, andere haben unter ihm gearbeitet, wenige Jüngere bei ihm studiert. Die meisten haben Karriere gemacht. Das erklärt auch, warum nur wenige Frauen bei den Treffen dabei sind. Die bestandenen Ärzte wuchsen in einer Zeit auf, in der Ärztinnen selten Führungspositionen erreichten.

„Nimm erst mal ein Glas Wein, mein Lieber", sagt Gut, „und dann sag mir, was der Punkt ist." „Bier", keucht Scherrer, „das beruhigt!" Gut schaut ruhig zu, wie sein Freund in großen Zügen das Glas leert. „Und jetzt sag mir, was der Punkt ist, der dich fast aus der Fassung bringt!"

„Der Punkt sind nicht die Ausreißer, die ihre Position schamlos ausnutzen. Der Punkt ist, dass angeblich seriöse Journalisten, selbst wie die Geier, sich auf die paar Geier unter den Kollegen stürzen und unsere ganze Zunft zu Sündenböcken für die Kostenmisere im Gesundheitswesen machen!"

„Was regst du dich denn auf", sagt Gut, während er nachschenkt, „weder du noch ich haben je eine Million verdient, geschweige mehr!"

„Das ist es ja!", ereifert sich Scherrer erneut. „Wenn ich denke, wie viele Nächte und Tage ich im Operationssaal um das Leben mir völlig unbekannter Unfallopfer gekämpft habe und dabei meine Familie allein ließ! Wenn du denkst, welchen Anteil an Lebenszeit du im Labor verbracht hast! Wenn ich an all die aufreibenden Kämpfe denke, die wir mit den Verwaltungsbüffeln geführt haben, damit wir die Apparate erhielten, die Tausenden ein Weiterleben ermöglichen! Und jetzt kommen diese Zeitungs-schakale und zerreißen wegen ein paar schwarzen Schafen alles, was wir mit lebenslangem Einsatz erreicht haben! Als Assistenten für Hungerlöhne, notabene, und niemals fürs Geld! Sondern aus Leidenschaft! Leidenschaft für unseren aufreibenden, kräftezehrenden, fantastischen Beruf! Ich möchte nur sehen, was so ein Journalist von mir verlangt, wenn plötzlich sein Kind unter ein Auto kommt!"

„Das ist nun allerdings auch nicht der Punkt", sagt Gut und setzt zur Erklärung an, doch da klingelt es wieder.

Angeregt plaudernde Kollegen treten ein, begrüßen Scherrer herzlich. Es klingelt wieder, die Psychiaterin Dora Siegel und Prof. Verena Karrer, die Chefärztin der Inneren Medizin im Universitätsspital, mischen sich unter die Gäste.

„Was steht denn da für ein Griesgram?", fragt die Psychiaterin lachend, als sie Scherrer begrüßt. „Wie viel verdienst du?", fragt er zurück. Sie lacht wieder. „Wie kommst du darauf?!" – „Lies das!" Er hält ihr die Zeitung ent-gegen. „Reg dich nicht auf", beruhigt sie, „das ist morgen vergessen. Ein Hype wie andere auch. Ich habe auch einen Artikel mitgebracht. Vielleicht beruhigt dich der."

„Patienten verschleudern Milliarden", lautet die Schlagzeile, und im Text steht, dass gemäß einer Studie von 2,2 Mio. chronisch Kranken in der Schweiz 110.000 ihre Medikamente nicht korrekt einnehmen. Würden sie dies tun, könnten jährlich gegen vier Milliarden Franken gespart werden.

„Das zeigt nur, dass die Medikamentenpreise viel zu hoch sind!", bemerkt Scherrer. „Nein, das zeigt etwas anderes", sagt Peter Klein, ein junger Hausarzt. „Das zeigt, dass die Kollegen, die die Medikamente verschrie-ben haben, den Patienten nicht genügend erklären konnten, warum sie die Mittel unbedingt regelmäßig einnehmen müssen. Und was die Spezialisten-Honorare betrifft, da habe ich einen weniger wilden Artikel gelesen. Darin wird vorgerechnet, dass die Gesundheitskosten um eine halbe Milliarde Franken sinken würden, wenn kein Spitalarzt mehr als 500.000 Franken verdienen würde. So viel wie ein Bundesrat!"

„Das ist ein Bruchteil dessen, was offenbar die nachlässigen Patienten ver-schleudern!", kontert Scherrer. „Aber ein Mehrfaches ist, was einige deiner Kollegen verdienen", ereifert sich Klein. „Fast 250 Chef- oder Belegärzte aus den untersuchten Spitälern, fast jeder Vierte, verdient mehr als anderthalb Millionen. Einige bis zweieinhalb. Das sind Zahlen aus dem Bundesamt für

Gesundheit!" „Na, da haben wir jedenfalls Stoff für die Diskussion heute Abend", stellt die Psychiaterin fest.

Gastgeber Gut kommt mit einer großen Platte voll hausgemachter Snacks aus der Küche, als es wieder klingelt. Die Internistin nimmt ihm die Platte ab. „Deine Frau ist ein Engel!", sagt sie. „Ich weiß", antwortet Gut, eilt an die Haustür und kommt mit einem gediegenen Herrn in etwas altertümlichem Anzug und mit silbern schimmerndem Haar zurück.

> „Ich darf heute einen besonderen Gast begrüßen. Die meisten werden sich an ihn erinnern. Es ist Prof. Paul Ruhleb, einstiger Präsident der Akademie der Medizinischen Wissenschaften. Eigentlich sollte er Unruhleb heißen, denn er sucht dauernd nach Lösungen für die Probleme, die uns alle beschäftigen und über die sich unsere Freunde Scherrer und Klein gerade heftig aufregen. Ich bin Paul kürzlich begegnet, und er hat mir ganz begeistert von einem Konzept erzählt, das das Gesundheitswesen auf völlig neue – oder vielleicht sollte ich sagen: auf alte, altbewährte Beine stellt … Nein, so ist es auch nicht richtig. Jedenfalls: Das Konzept heißt Meikirch-Modell und verspricht für weniger Geld mehr Gesundheit, wenn ich das richtig verstanden habe. Du wirst uns das besser erklären, lieber Paul, doch zuerst – was darf ich dir einschenken?"

„Also vom Geld werde ich erst einmal gar nicht reden", erklärt Ruhleb, noch bevor er das Weinglas entgegengenommen hat. „Die Einsparungen sind eine positive Nebenwirkung des Modells. Vorerst geht es aber um etwas viel Wichtigeres: Um die Gesundheit, das Wohlergehen unserer Patienten und die Befriedigung, die wir Ärzte in unserer Arbeit finden – und natürlich die Ärztinnen." Er verbeugt sich mit galantem Lächeln vor den beiden Kolleginnen, die das Lächeln souverän erwidern.

„Diejenigen, die mich noch von früher kennen, wundern sich vielleicht über das, was ich euch ans Herz legen möchte. Ich war ein überzeugter Schulmediziner. Ich habe die Fortschritte der Medizinaltechnik begeistert begrüßt, die neuen Möglichkeiten im Umgang mit Herz- und Kreislaufkrankheiten, die Anstrengungen zur Bekämpfung von Krebs, den Segen der Psychopharmaka, die diagnostischen Möglichkeiten, von denen ich als junger Arzt nicht einmal träumen konnte. Doch ich bin Wissenschaftler und verschließe mich nicht vor Fakten, die meine Überzeugungen und Ziele widerlegen. Ich habe gesehen, wohin es führt, wenn, vereinfacht gesagt, Chemie und Technik in unserer Tätigkeit den Menschen ersetzen, während gleichzeitig Ökonomie die Oberhand über den medizinischen Auftrag erhält. Und das hat ein wachsendes Unbehagen in mir ausgelöst. Mehr nicht – zunächst. Ich musste den Anforderungen meines Jobs genügen, die Interessen der

Patienten, unseres Standes und der Forschung unter einen Hut bringen. Kurz, ich musste die Rolle spielen, die von mir erwartet wurde. Wenn ich sie allzu eigenwillig gespielt hätte, hätte ich sie verloren.

Anders wurde es nach meiner Pensionierung. Ich wurde ein leidenschaftlicher Leser. Und was ich lese, geht mir lange im Kopf herum. Du hast recht, Sebastian, es lässt mir keine Ruhe, besonders wenn es mich infrage stellt. Und das ist mir passiert, als mir beim Aufräumen ein Roman in die Hand kam, der mich bei seinem Erscheinen furchtbar genervt hatte. Es erschien mir damals als narzisstisch hochgepeitschte Generalabrechnung mit der gesamten Medizin. Und dann, als ich das Buch nach gut 40 Jahren wieder zur Hand nahm, las ich einen Satz, der mich stach: *Wir rufen dir zu: Bewege dich, bevor wir das für dich übernehmen!*

Das Buch handelt von der Befreiung des Schweizer Schriftstellers Hermann Burger aus einer acht Jahre dauernden Leidensgeschichte. Er litt an multiplen psychischen und somatischen Krankheiten. Der Titel heißt *Die künstliche Mutter*. Die Fortsetzung des Satzes lautet: *Wir stellen dich vor die Alternative: Metastase oder Metamorphose. Tritt, wenn es nicht ohnehin zu spät ist, den Rückzug an von hohem Gelehrtentum zur privaten Verantwortung für deinen Leib und deine Seele. Sei ein Mensch in seinem Widerspruch und keine Enzyklopädie absturzreifer Weisheiten!* Das war an den Patienten gerichtet. Aber nachdem ich im Verlauf der Jahre widerwillig zur Überzeugung gekommen war, dass unser Gesundheitswesen gewissermaßen krebskrank ist, las ich es neu als Ultimatum an alle, die darin tätig sind: *Bewege dich, bevor wir das für dich übernehmen! Wir stellen dich vor die Alternative: Metastase oder Metamorphose.*

Aber welche Metamorphose? Wie soll sie geschehen? Wer oder was soll sie auslösen? Ich hatte die Antwort noch nicht gefunden, als ich in der Unibibliothek per Zufall auf eine Publikation eines geschätzten Kollegen stieß. Johannes Bircher heißt er, und er ist der Autor des Meikirch-Modells, das Sebastian erwähnt hat. Ich bin überzeugt, dieses Modell weist den Weg zur Metamorphose des Gesundheitswesens statt zur Metastase – und ich möchte auch euch davon überzeugen."

Betretene Stille. Es wurde viel und gerne debattiert in dieser Gruppe, aber auf Heilsbotschaften einzugehen hatten diese alterfahrenen Mediziner keine Lust, erst recht nicht, wenn sie so radikal ihr ganzes Tätigkeitsfeld betreffen. „Wir wissen, dass du ein rationaler Mensch bist, Paul", sagt schließlich der Gastgeber, „und ich bin überzeugt, dass du dich nicht mit Fantastereien abgibst. Wir sind neugierig auf die Essentials dieses Modells."

„Zwischenfrage", ruft Scherrer, „warum ist Kollege Bircher nicht selbst hier?" „Er vertritt seine Sache seit Jahren und stößt auch auf Zustimmung.

Aber für den Durchbruch reicht das nicht", erklärt Ruhleb, „dafür braucht es andere Akteure. Das Buch, das er geschrieben hat, ist sein geistiges Testament. Er weiß, dass sein Modell einen Paradigmenwechsel verlangt, und er kennt die empirische Tatsache, dass derartige Umwälzungen im Schnitt 20 Jahre brauchen, bis sie richtig greifen. Jetzt hält er es wie Zwingli in seinem letzten Kirchenlied: *Herr, nun selbst den Wagen halt, ganz abseits geht sonst die Fahrt!* Einige lachen. Paul Ruhleb beachtet es nicht. „Ja – die Essentials! Das Meikirch-Modell habe ich so sehr im Kopf, dass ich ganz vergesse, dass es nicht – noch nicht – Allgemeingut ist. Doch jetzt ist die Fahrt des Gesundheitswesens derart ins Abseits geraten, dass es Zeit ist, das Modell umzusetzen – nicht eins zu eins, aber im Grundsatz. Und ich habe keine Zweifel daran, dass im Innersten wir alle von der Notwendigkeit eines grundlegenden Wandels überzeugt sind.

Ihr wollt bestimmt nicht einen langen Vortrag hören. Kernpunkte des Meikirch-Modells sind eine neue Beschreibung des Begriffs ‚Gesundheit', die Bedeutung der Potenziale der Patienten, das Verständnis des Menschen und des Gesundheitswesens als komplexes adaptives System – ich sehe es euren Gesichtern an und bin froh, dass ihr schon sitzt: Das ist starker Tobak. Doch das Modell ist gründlich erarbeitet, hat einen soliden wissenschaftlichen Boden und ist verständlich formuliert. Bircher hat auch mehrere Fachartikel darüber publiziert. Seine Internetseite ist zu finden auf: www. meikirch-modell.ch. Ich will mich hier auf das beschränken, was mich spontan am meisten motiviert hat, das Modell zu adoptieren. Ich halte es mit dem Zitat eines großen Kollegen, Albert Schweitzer: *Wir müssen dem Arzt, der als Untermieter in jedem Patienten wohnt, zum Recht verhelfen, dringend notwendige Reparaturen auf eigene Kosten durchzuführen."*

„Da können wir ja gleich ganz abdanken", quittiert Thomas Schwarz, ein bekannter Onkologe. „Keineswegs", widerspricht Ruhleb, „wir werden mehr zu tun haben. Mehr als Arzt und weniger als Pillenverschreiber, Techniker, Administrator, gehetzter Erfüllungsgehilfe berufsfremder Normen und Vorgaben. Wir werden uns von all dem befreien, über das wir uns untereinander so oft beklagen, ganz unabhängig von der unseligen Kostendiskussion. Es wird – entschuldigt die romantische Formulierung, aber sie trifft den Kern – es wird wieder schön sein, Arzt und Ärztin zu sein, weil wir uns auf unsere ursprüngliche Motivation und Arbeit konzentrieren können. Und die ist es, zu kurieren. *Medicus curat, natura sanat."*

„Das mag für Verena zutreffen", brummt Scherrer. „Ich kuriere nicht, ich repariere. Danach kommt meinetwegen die Kur." „Du bist heute wirklich nicht gut drauf", bemerkt die angesprochene Internistin. „Du hast gesagt, dass du dir völlig unbekannte Verletzte operierst. Wäre es nicht schön, wenn du etwas Zeit hättest, danach zu erfahren, was das für Personen waren und wie es ihnen geht?" – Scherrer schweigt.

„Ich kann Sie beruhigen, Kollege Scherrer", sagt Ruhleb. „Bircher unterscheidet zwischen zwei Potenzialen im Menschen, die wir beeinflussen können: das biologisch gegebene, unsere körperlichen Anlagen, und das persönlich erworbene, die lebenslang erworbenen Fähigkeiten. Es geht vor allem um die Fähigkeiten, den Anforderungen des Lebens zu genügen und für unser biologisch gegebenes Potenzial Sorge zu tragen. Als Chirurg haben Sie es vorwiegend mit dem biologisch gegebenen Potenzial zu tun, wenn Sie, wie Sie sagen, reparieren. Während Frau Siegel als Psychiaterin ihren Patienten hilft, das persönlich erworbene Potenzial zu aktivieren und weiterzuentwickeln. Und Frau Karrer wiederum wirkt auf beide Potenziale ein."

„Schön wär's", seufzt Dora Siegel, „ich verbringe meine Zeit damit, das biologisch gegebene Potenzial, wie Sie es nennen …" – „Nicht ich, Herr Bircher!" – „Jedenfalls: Ich kann praktisch nur noch den Körper meiner Patienten auf Psychopharmaka einstellen. Für mehr reicht die Zeit kaum, auch dann, wenn Gespräche das einzig Richtige wären."

„Meine Worte!", sagt Klein, der Hausarzt. „Eine Viertelstunde darf ich mit einem Patienten reden. Mehr ist Gratisarbeit. Außer ich trickse, und das will ich nicht. Aber nicht nur Hightech-Apparate kosten, auch eine einfache Praxis ist teuer. Ich kann nicht unter Tarif arbeiten, auch wenn ich das noch so gerne täte."

„Das ist, entschuldigen Sie, junger Freund, das ist genau die verkehrte Überlegung", erklärt Ruhleb. „Nicht nur Sie, fast alle denken so. Die Ärzte, die Spitalverwalter, die Krankenkassen, die Gesundheitsämter, die Politiker. Alle sehen sich in Zwängen gefangen und unterwerfen sich. Das ist verkehrt! Nicht die Tarifordnung darf diktieren, was wir tun; sondern was wir, medizinisch gesehen, tun müssen – ich betone: müssen! –, was wir aus beruflicher und mitmenschlicher Überzeugung tun müssen, soll bestimmen, wie die Tarifordnung aussieht!"

„Und wer bestimmt, was wir tun müssen, mein Lieber?", fragt der Gastgeber.

„Wir natürlich!" Ruhleb sagt das, als ob er sich über die Frage wundert, und endlich trinkt er einen ersten Schluck aus dem Glas, das er in seinem Eifer ständig in der Hand hielt. „Wir bestimmen das."

„Und worauf stützen wir uns dabei?", fragt die Internistin.

„Auf uns natürlich!"

„Hast du vergessen, was herausgeschaut hat, als wir in der Ärztevereinigung eine eigene Tarifordnung erarbeiten wollten?", erinnert der Onkologe. „Jeder hat für sich geschaut. Das Ergebnis ist in der Urabstimmung gescheitert und die Politik hat das Heft in die Hand genommen – auch erfolglos natürlich."

„Natürlich. Warum ist damals keine Einigung zustande gekommen? Weil wir die zentrale Frage außer Acht gelassen haben." Ruhleb kaut eine Salzstange und beobachtet die Runde, die mit wachsender Spannung zuhört, dann erklärt er: „Die zentrale Frage ist: Warum sind wir Ärzte geworden? Fragen wir uns das. Wer es wegen hoher Honorare gemacht hat, soll diese meinetwegen weiter anstreben, solange er noch kann. Möglicherweise geht es nicht mehr so lange, und die Bestrebungen nach Einheitskassen, Kostenplafonierung und staatlichem Gesundheitswesen setzen sich durch. Aber wenn die große Mehrheit von uns sich auf die ursprüngliche Motivation und Aufgabe des Arztes besinnt und auf eine Ethik, wie sie im Gefolge von Hippokrates im *Genfer Gelöbnis* verankert ist, dann ist die Antwort einfach und klar: Wir müssen tun, was der Gesundheit unserer Patienten nützt. Wenn wir überzeugt sind, dass wir das und nichts anderes tun müssen, dann befreien wir uns von scheinbaren Zwängen, befreien Lebenskraft und folglich Überzeugungskraft und haben gemeinsam die Macht, die Entscheidungswege gründlich umzukrempeln. Dann lösen wir einen Paradigmenwechsel aus und können all unsere Kräfte dafür einsetzen, was unser beruflicher Lebenszweck ist, ich sag's noch einmal, die Gesundheit unserer Patienten."

„Schön gesagt", bemerkt Scherrer. „Warum sind Sie nicht Pfarrer geworden?"

„Weil wir Ärzte selbst fähig sind, über unser Dasein nachzudenken."

„Sorry", lenkt Scherrer ein, „ich ärgere mich noch immer über die Schmierenkampagne gegen unsere Honorare. Doch eine Frage müssen Sie sich gefallen lassen, Herr Ruhleb: Wenn Sie sagen, dass wir nur das tun müssen, was der Gesundheit unserer Patienten dient – wer sagt Ihnen, was das ist?"

„Und wer sagt Ihnen, dass wir das nicht tun?", ergänzt Verena Karrer.

„Darin muss ich Herrn Ruhleb recht geben, Verena – oft kann ich nicht tun, was am besten und nachhaltig der Gesundheit meiner Patienten dient", widerspricht Dora Siegel.

„Für mich ist es klar", sagt Scherrer, „ich untersuche den Verletzten, mach ihn auf und spätestens dann ist mir klar, was ich tun muss. Zugegeben, für dich als Psychiaterin ist das etwas schwieriger. Darum noch einmal die Frage, geschätzter Kollege Ruhleb: Wer sagt Ihnen, was der Gesundheit unserer Patienten dient?"

„Genau bei dieser Frage gibt mir das Meikirch-Modell eine gute Handhabe. Es ist Birchers Definition von Gesundheit. Auf einen Nenner gebracht sagt sie: Gesund ist, wer den Anforderungen seines Lebens autonom genügen kann. Was das heißt, muss individuell bestimmt werden. Primär ist das Sache des Patienten. Oft muss es im Gespräch herausgearbeitet werden. Schwierig wird es, wenn das nicht möglich ist. Doch alles in allem halte ich die Definition des Meikirch-Modells für eine hervorragende Handhabe, um konkret zu bestimmen, was zu tun und was zu lassen ist. Und wenn wir nur das tun, was der Gesundheit dient, fällt vieles weg, was teuer, aber nutzlos oder sogar schädlich ist. Dann kommt das zu seinem Recht, was unseren Beruf schön macht: eine von Vertrauen getragene Beziehung zwischen Arzt und Patient auf dem Weg zur Gesundheit."

„Was tun Sie", fragt Scherrer, „wenn eine Frau auf Ihren Tisch kommt, die sich zum dritten Mal aus dem Fenster gestürzt hat, die Hüften zertrümmert, die Leber gequetscht, und noch immer hat sie nicht sterben können?" „Wenn ich eine Chance sähe, dass sie nach den Operationen ein menschenwürdiges Leben führen kann, täte ich dasselbe wie Sie. Da kann ich nur nochmals Burger zitieren: *Sei ein Mensch mit seinem Widerspruch und keine Enzyklopädie absturzreifer Weisheiten.*"

„Ich glaube, da kommen wir auf ein Gebiet, wo eindeutige Antworten ausbleiben, auch wenn wir es vertiefen", greift der Gastgeber ein. „Vielleicht hilfst du mir wieder, Verena, die Süßigkeiten aus der Küche zu tragen, und dann wenden wir uns neu gestärkt der Frage zu, die mich veranlasst hat, Paul Ruhleb einzuladen: Die Frage lautet: Ist dieses Meikirch-Modell umsetzbar, und wenn ja, wie soll das gehen?"

„Herrlich, dieser hausgemachte Kaffee", schwärmt Scherrer, „mal nicht diese genormte Kapselfeinschmeckerei! Ich bin schon fast wieder mit der Welt versöhnt." „Dann nimm noch eins dieser Biskuits, dann bist du es ganz." Verena Karrer reicht ihm ein verführerisch duftendes Gebäck, Scherrer kostet es mit sichtlichem Genuss und will wissen, was drin ist. „Orangeat und Kumquat, glaub ich", erklärt Gut. „Verrate nicht die Geheimnisse deiner Frau!", mahnt die Internistin. Scherrer bestätigt, dass er nun wirklich völlig versöhnt sei. Ruhleb lacht: „Wenn ich Sie nur auch so leicht überzeugen könnte!" „Sehr gut, wir sind wieder beim Thema!" Gut klopft ans Glas und holt die Gäste aus ihrer angeregten Unterhaltung. „Also, lieber Unruhleb, wie stellen wir den Paradigmenwechsel an? – Gesetzt, du überzeugst uns." Alle lachen. Der Unterbruch hat die Stimmung gehoben.

„Dein ‚Wir' ist schön", sagt Ruhleb, „darauf kommt es an. Doch bevor ich konkreter werde, muss ich nochmals auf ein Stück Theorie aus dem Meikirch-Modell zurückgreifen. Das Stichwort habe ich bereits erwähnt, *komplexes adaptives System*, kurz KAS. Ein KAS ist ein Netzwerk von vielen einzelnen Teilen. Man nennt sie *Agenten*. Sie stehen in gegenseitigem

Austausch und tragen zur Gesamtleistung des KAS bei. Das KAS steht auch im Austausch mit der Außenwelt. Es ist ein offenes System, das Materie, Energie und – ich komme zu unserem Punkt – Ideen aufnimmt und abgibt. Jede und jeder von uns ist in diesem Sinn ein KAS. Und auch das Gesundheitswesen ist ein KAS.

Ein KAS schwankt zwischen Stabilität und Instabilität – wir alle erleben das an uns selbst. Es ist die Voraussetzung und Chance dafür, dass ein KAS sich an veränderte Bedingungen seiner Umwelt anpasst. Von sich aus tut es das aber nur bis zu einem gewissen Grad. Wenn es manipuliert wird, wehrt es sich dagegen und fällt, sobald es geht, zurück in seinen vorherigen Zustand. Darum sind die bisherigen Reformversuche im Gesundheitswesen gescheitert. Andererseits aber kann ein KAS nicht im starren, in sich geschlossenen Zustand verharren. Es hat einen Treiber in seinem Innern, der für einen ständigen Energiefluss sorgt. Der Treiber ist die zentrale dynamische Kraft im KAS. Er bestimmt, wohin sich das KAS entwickelt." Die Zuhörer werden etwas unruhig. Der eine greift wieder nach einem Biskuit, der andere zum Glas.

„Ich will Sie nicht länger mit der Theorie belästigen, auch wenn ich sie sehr verkürzt habe. Auf dem Papier, das ich Ihnen mitgebracht habe, steht die Netzadresse, mit der Sie eine kurze systematische Darstellung des Meikirch-Modells herunterladen können. Was mich zu Ihrer Frage zurückführt, ist eben der Begriff bzw. die Rolle des Treibers: FRÜHER WAREN WIR TREIBER IM GESUNDHEITSWESEN! Wir müssen wieder DIE Treiber im Gesundheitswesen werden. Wir können uns verändern, und wir können das Gesundheitswesen verändern."

„Bleibt die Frage: Wie!", stellt Scherrer trocken fest. „Nein. Die Frage ist: Wodurch! Der Treiber verändert sich, wenn er merkt, dass es so wie bisher nicht weitergeht. Das haben wir doch alle gemerkt! Sicher erinnern Sie sich, was der jetzige Präsident der Akademie der Medizinischen Wissenschaften öffentlich gesagt hat. Er befürchtet ein Grounding des Gesundheitswesens, ausgelöst durch die Begehrlichkeiten auf unserer Seite und auf jener der Patienten, ausgelöst durch die unerträgliche Kostensteigerung wegen unnötiger Therapien und Eingriffe etc. Und vielleicht haben Sie auch gelesen, was der Präsident der FMH in einem Editorial der Schweizerischen Ärztezeitung geschrieben hat: *Wenn ökonomische Ziele – seien es die der Politik, die der Krankenkassen oder die des Arbeitgebers – zwischen uns und dem Patienten stehen und unsere ärztliche Berufsausübung bestimmen, werden sich unsere Patienten fragen, was für uns handlungsleitend ist: ihr Gesundheitszustand oder die Budgetvorgaben?"*

„Unsere ökonomischen Ziele hat er fein säuberlich ausgelassen", bemerkt der junge Hausarzt. Ruhleb lässt den Einwurf stehen.

„Das Wichtigste kommt erst: *Ohne Unabhängigkeit ist unsere Glaubwürdigkeit und damit die unverzichtbare Vertrauensbeziehung zu unseren Patienten in Frage gestellt: Wir würden die Administratoren von Patienten in einer kommerzialisierten Medizin.*"

„Sind wir schon!", ruft die Psychiaterin.

„Sind wir nicht, wenn wir es nicht wollen! Noch ein Zitat: *Wir müssen als Teil der Lösung uns zusammenfinden. Die Ärzteschaft ist in der Regel dann erfolgreich, wenn sie geeint auftritt und lösungsorientiert Hand bietet.* Was der Präsident unserer Standesvereinigung konkret vorschlägt, steht auf einem anderen Blatt, aber das Prinzip stimmt. Ich gehe noch weiter, ich sage: Wir müssen nicht nur Hand bieten, wir müssen die Sache in die Hand nehmen. Wenn wir das nicht tun, tun es andere. Die Politiker, die Versicherungen, die Pharma- und die IT-Branche! Wir sehen ja, wohin der aktuelle Aktivismus führt. Der verkündete Erfolg bleibt aus. Drohungen, Druck und Zwang haben noch nie Gutes gebracht, nur Ach oder Krach. Das lässt sich übrigens mit der Theorie des komplexen adaptiven Systems erklären, damit, dass ein System sich von außen nicht manipulieren lässt. Der Treiber für die Entwicklung muss von innen kommen. Wir sind die Treiber des Gesundheitswesens. Wir sind mittendrin, wir sind der eine bestimmende Teil davon. Wir müssen es aber wollen und tun."

„Und die Patienten?"

„Die Patienten, Kollegin Karrer, die Patienten sind auch ein Treiber, aber auf andere Weise. Die Patienten sind ein Treiber, wenn sie gesund sind. Aber wenn sie krank sind, und ich meine so krank, dass sie auf uns angewiesen sind, dann müssen wir das Heft in der Hand halten. So wie jetzt beim Patienten Gesundheitswesen. Es gilt, ich zitiere wieder Hermann Burger: *Metamorphose oder Metastase.*"

Thomas Schwarz, der Onkologe, fühlt sich angesprochen, aber anders als Gut es gehofft hatte. „Wir wissen doch alle, liebe Verena, was die Patienten für ‚Treiber' sind – der Begriff gefällt mir! Als Onkologe erlebe ich es täglich: Der Krebskranke will leben, und weil er leben will, verlangt er alles, was nur die geringste Hoffnung auf Leben gibt: das teuerste Medikament, die neueste Technologie. Er nimmt jegliche Torturen auf sich, er nimmt gravierende Nebenwirkungen in Kauf, er verschuldet sich, wenn die Versicherungsleistungen nicht ausreichen, und – was meinst du, Verena, wie viele mich geradezu anflehen, an ihnen neue Wirkstoffe oder Methoden zu erproben, auch wenn ich ihnen die Chancen und Risiken schonungslos schildere!"

„Und die Gesunden, die genauso das Beste wollen, wenn es sie einmal erwischt, protestieren gegen die hohen Versicherungskosten", ergänzt Scherrer.

„Sie sind nicht hoch, sie sind untragbar! In Genf haben zwei Frauen eine Volksbewegung ausgelöst. Es sind alleinstehende Mütter, die sich aus der Sozialhilfe herausgearbeitet haben und jetzt die dauernd steigenden Krankenkassenprämien nicht mehr bezahlen können. Ihr Protest hat sich, wie die Tinte auf dem Löschblatt' ausbreitet, sagen sie. Sie sind zu Hunderten auf die Straße gegangen, sie führen eine Facebook-Seite mit über 10.000 Abonnenten. *Wir haben ein hochstehendes Gesundheitssystem*, sagen sie, *aber was nützt ein Ferrari, wenn man nicht die Mittel hat, ihn zu fahren?* Patientinnen in meiner Praxis klagen genauso. Die beiden Genfer Frauen haben mit dem Regierungsrat und sogar mit dem eidgenössischen Gesundheitsminister gesprochen. Ihr Fazit: *Es wird geredet und geredet und die heiße Kartoffel von einem zum anderen gereicht. Aber es passiert nichts.*"

„Darum müssen wir aufpassen, dass wir in unserer Diskussion nicht selbst in diesen Teufelskreis geraten", interveniert Sebastian Gut. „Aber bitte, Thomas, wie willst du diesen Konflikt lösen zwischen der Anspruchshaltung der Patienten und der Notwendigkeit, die Kosten zu senken?"

„Wir müssen das Angebot derart umkrempeln, dass die Nachfrage aus Überzeugung darauf eingeht. Das Meikirch-Modell weist den Weg dazu: Die Patienten werden vertrauensvoll zu ihrem Arzt kommen, weil sie wissen, dass er zuhört, sie versteht, nicht mehr und nicht weniger tut, als was ihnen hilft. Der Arzt wird sich gründlich auf die Patienten einlassen, weil er Zeit hat, sie einfühlsam zu befragen und zu untersuchen. Die Patienten werden ihrem Arzt vertrauen, weil sie wissen, dass er ebenso mit Pflegefachleuten vernetzt ist wie mit Kollegen anderer Spezialgebiete. So können sie sicher sein, dass ihnen nichts vorenthalten wird, weder altbewährte Therapien noch bei Bedarf die Errungenschaften der Spitzenmedizin. Die Patienten werden zuversichtlich ins Spital gehen, weil sie wissen, dass es nach den Grundgedanken des Meikirch-Modells organisiert ist. Das heißt, dass sie sich nur Interventionen unterziehen müssen, die notwendig sind. Dass sie von Ärzten behandelt und operiert werden, die nichts als ihre Heilung wollen. Und dass Pflegefachleute sie betreuen werden, die genügend Zeit haben, auf ihre Bedürfnisse einzugehen. Weder die Ärzte noch das Pflegepersonal werden ökonomisch motiviertem Leistungsdruck ausgesetzt sein; alle werden ein angemessenes festes Honorar beziehen.

Und auch die frei Praktizierenden werden sich nicht von Tarifpositionen gebeutelt fühlen, weil diese in einvernehmlichen, auf das Fachliche fokussierten Gesprächen vereinbart wurden. Soll ich fortfahren?"

Stefan Scherrer lehnt sich lächelnd zurück. „Es ist immer schön, sich das Paradies vorzustellen. *You may say I'm a dreamer. But I'm not the only one.* Wir müssen zusammen träumen! Erinnern Sie sich an den Song von John Lennon, *Imagine all the people, living life in peace!* Welch wunderschöne Wunschwelt haben wir uns in unserer Jugend vorgestellt! Doch dann habe ich mich viel zu lange der Angst vor dem Neuen unterworfen. Der Angst vor dem Besseren, weil ich mich im Schlechteren eingerichtet hatte. Natürlich können Sie sagen: Jetzt, wo er pensioniert ist, hat er gut reden. Das stimmt. Aber lieber jetzt als nie."

Scherrer räumt ein, dass er gelegentlich von einem Gesundheitswesen träumt, wie offenbar das Meikirch-Modell es anstrebt. Doch er fragt, wie Ruhleb sich vorstelle, dass die bestehende Ordnung ersetzt werde.

„Der Übergang vom einen zum anderen zerstört Bestehendes. Und das Neue, solange es nicht verwirklicht ist, birgt viele Risiken. Aber gehört es nicht zu unserem Beruf, Risiken einzugehen? Wenn wir vom Ziel überzeugt sind, lohnt sich das Risiko."

„Manches, das Sie erwähnt haben, gibt es bereits, zumindest in Ansätzen", sagt Peter Klein. „Es gibt zum Beispiel regionale Gesundheitsnetzwerke, die vom Hausarzt über Pflegedienste und Spezialärzte bis zum Spital und Rehabilitation alles anbieten, was die Bevölkerung braucht, auch Informationen und Kurse über Prophylaxe. Sie werden von Versicherungen anerkannt, und das Ganze senkt die Kosten."

„Da sind wir beispielhaft", erinnert Dora Siegel. „In meinem Kanton funktioniert die Psychiatrie nach dem Prinzip: *ambulant vor stationär.* Eine Behandlungskette, in der Sozialarbeiter, medizinische Fachleute und Spitex zu den Kranken gehen und die Kliniken sich auf akute Krisen konzentrieren. Den Kranken geht es besser und es kostet weniger. Andere Kantone wollen das auch einführen."

„Es geschehen auch Wunder", ergänzt Verena Karrer, „nur leider etwas weit weg. In Kanada, in der französischsprachigen Provinz Québec, wollen über 700 Spitalärzte auf die staatlich gewährte Lohnerhöhung verzichten. Sie schrieben an die Gesundheitsbehörde, sie würden genug verdienen und könnten das erhöhte Salär nicht mit gutem Gewissen annehmen, solange das Pflegepersonal bis zur Erschöpfung arbeiten und die Patienten wegen drastischer Budgetkürzungen auf notwendige Versorgung verzichten müssten."

„Wer hindert dich, es ihnen nachzutun? Du bist schließlich Chefärztin!", fordert Scherrer sie heraus.

„Wer weiß. Vielleicht wäre es den Wirbel wert!"

„Wenn Sie die Technologie nicht verteufeln", wendet sich Thomas Schwarz augenzwinkernd wieder an Ruhleb, „könnten Sie auch den Onkologen ein Kränzchen winden. Wir fangen an, die Kranken mit Apps auf dem Smartphone zu versorgen, auf denen sie über ihre Befindlichkeit und Symptome Buch führen. Sie übernehmen damit einen wesentlichen Teil ihrer Überwachung. Die Einträge werden vom medizinischen Personal gelesen und sind die Basis für die persönliche Kommunikation mit dem Arzt, wenn sich etwas Verdächtiges abzeichnet. Wir nennen das ‚Aktivierung der Selbstwirksamkeit'. Sie können es auch ‚persönlich erworbenes Potenzial' nennen. Jedenfalls erhöht es die Kompetenz der Patienten und verbessert die Kooperation."

„Das sind Ansätze, die zeigen, dass es Bewegung gibt", stellt Ruhleb befriedigt fest, „Kristallisationskeime vielleicht, die alles zu einem Ganzen fügen. Aber im Gesundheitswesen geschieht das nicht von selbst. Darum komme ich auf die Treiber zurück – und auf *Imagine*. Nach der Zeile über die Träumer singt er: *I hope one day you will join us.* Wir müssen uns zusammenschließen. Sie alle, liebe Kolleginnen und Kollegen, sind vernetzt. Vernetzt nicht nur mit Ärzten, vernetzt auch mit den Gesundheitsämtern, mit Politikern, mit Patienten, die in einflussreichen Stellungen sind. Warum treffen wir uns nicht regelmäßig, erörtern konkret das Meikirch-Modell, prüfen dessen Tauglichkeit in der Praxis aufgrund unserer Erfahrungen, und wenn wir überzeugt sind, nutzen wir unsere Beziehungen, schaffen ein Netzwerk nach dem Muster der Tea Parties, natürlich mit völlig anderer Stoßrichtung, und wenn das Modell trägt, entsteht ein Schneeballeffekt, der aus dem scheinbaren Paradies eine besser lebbare Gesundheitswelt macht, eine Gesundheitskultur, um es wieder in den Begriffen des Meikirch-Modells zu sagen.

Ich möchte zum Schluss einen gesellschaftlichen Treiber zitieren, der nicht aus der Ärzteschaft stammt. Es ist der Gründer und Leiter des Think-Tanks *WIRE*, eines Netzwerk-Partners des *Swiss Economic Forums*. Er sieht die Risiken einer entpersonalisierten Medizin und schreibt dazu: *Um diesen Risiken entgegenzuwirken, muss nicht das technologisch Machbare ins Zentrum eines künftigen Gesundheitssystems rücken, sondern das, was Patienten bzw. Gesundheitskonsumenten einen effektiven Mehrwert bringt. Konkret bedeutet das, medizinischen Fortschritt nicht allein im Umfeld der Forschung zu suchen, sondern die Lösungsansätze für das Gesundheitssystem auf den künftigen Bedürfnissen von Patienten aufzubauen. Daher stehen nicht mehr Einzellösungen, sondern verschiedene Produkte und Dienstleistungen im Zentrum, die einen Patienten durch eine Kette von Behandlungsschritten begleiten und Menschen hilft, durch unterschiedliche Maßnahmen gesund zu bleiben.*"

Einen Moment lang herrscht Schweigen. Dann räuspert sich Stefan Scherrer. „Gut", sagt er, „ich bin dabei. Solange ich weiter operieren kann. Meines Honorars brauche ich mich ja nicht zu schämen."

„Ich erst recht nicht", lacht Dora Siegel, „auch ich mache mit."

„Ich glaube", sagt Gastgeber Gut und schaut in die Runde, „ich glaube, wir brauchen keine Abstimmung. Die Einladung zum nächsten Treffen bekommt ihr alle. Und du, lieber Ruhleb, vergiss nicht, uns die Papiere über das Meikirch-Modell zu geben, damit wir sie studieren können! Und für heute zum letzten Mal und im wahrsten Sinne des Wortes: Gesundheit!"

9

Epilog: Der Traum vom gelebten Meikirch-Modell

Diese Zusammenfassung wiederholt Inhalte, die im Verlauf des Buches banal geworden sind. Das kurze Kapitel soll deshalb nicht zusammengefasst werden, dafür gehört der Begriff „Eiplog" an den an den Anfang, denn es enthält persönliche Aussagen des Autors.

Nachdem sich das Meikirch-Modell bis zu einem reifen Konzept entwickelt hat, wuchs in mir der Traum von einem Gesundheitswesen, in dem sich das Modell in allen Bereichen des Gesundheitssystems durchgesetzt hat. Die Ausarbeitung des Meikirch-Modells hat intensive Gedankenarbeit sowie viel Energie und Zeit gefordert. Es gab aber auch viel Befriedigung, Freude und interessante Begegnungen mit verschiedensten Menschen, die mich bestätigten, mich anregten und glücklicherweise mich auch kritisierten. Dadurch wurde mein Denken über das Wesen der Gesundheit vertieft und erweitert. Andere Betrachtungsweisen und neue Ideen wurden eröffnet. Ich bin allen Menschen, die mir halfen, sehr dankbar für die Erkenntnisse, die daraus entstanden sind und das Meikirch-Modell bis zu einem reifen Konzept förderten. Meine Arbeit wurde aber von vielen Fachkollegen auch einfach ignoriert. Glücklicherweise bin ich auf den Wissenschaftsphilosophen Thomas Kuhn gestoßen, der beschreibt, was mit einem neuen Paradigma passiert: Es wird vom Establishment abgelehnt. Nur einige jüngere Kollegen nehmen es an und verbreiten es, sobald sie auch in die Ränge gekommen sind. Das verzögert die Anwendung eines neuen Paradigmas um etwa 20 Jahre (Kuhn, T. S.: *Die Struktur wissenschaftlicher Revolutionen*. Suhrkamp Verlag 1976). Schön war es auch zu lernen, dass eine internationale

© Springer-Verlag GmbH Deutschland, ein Teil von Springer Nature 2019
J. Bircher, *Die verlorene Hälfte der Medizin*, https://doi.org/10.1007/978-3-662-59639-5_9

Gruppe von Wissenschaftlern, die an einer neuen Beschreibung der Gesundheit arbeiteten, das Meikirch-Modell bestätigte (Sturmberg, J. P., Picard, M., Aron, D. C., et. al.: *Health and Disease – Emergent States Resulting from Adaptive Social and Biological Network Interactions. A Framework for Debate.* Front Med March 2019).

Ich bin jetzt 86 Jahre alt und meine Kräfte lassen körperlich und geistig ganz allmählich nach. Ich gehe bewusst dem Ende entgegen. In Anbetracht der Zeugnisse von vielen Menschen mit Nahtoderlebnissen verliert der Tod an Schrecken. Nahtoderfahrungen werden seit einigen Jahren von Intensiv-Medizinern und von Sterbebegleiterinnen beforscht und anerkannt. Mir bleiben eine Lebensrückschau und ein ehrlicher Blick auf Hoffnungen und Erwartungen für die verbliebene Lebenszeit. Dabei ist eines gewiss: Die allgemeine Umsetzung des Meikirch-Modells werde ich nicht mehr erleben. Meine Arbeit für das Modell war für mich aber ausgesprochen sinnstiftend. Vielleicht hat sie zu meiner Gesundheit beigetragen.

Im Gesundheitswesen konzentriert sich der heutige Zeitgeist auf die materielle Seite des menschlichen Lebens. Im Vordergrund steht das biologisch gegebene Potenzial und damit das Mess- und Machbare. Das wird intensiv beforscht und bringt auch immer wieder neue Entdeckungen, die Krankheiten heilen oder das Leben von Patienten erleichtern. Auch die Digitalisierung der Medizin wird interessante Neuerungen möglich machen. Im Vordergrund steht die Personalisierte Medizin, die heute eher „Präzisionsmedizin" genannt wird. Mit einem jährlichen Einsatz von Fördermitteln in Milliardenhöhe wird versprochen, dass Krankheiten in Zukunft sogar vor ihrem Ausbruch erkannt und behandelt werden sollen. Diese Entwicklung finde ich einerseits faszinierend und andererseits beängstigend. Mit solchen Daten kann nur das biologisch gegebene Potenzial erfasst werden, während das persönlich erworbene Potenzial und die Interaktion von Mensch zu Mensch außen vor bleiben. Die Patient-Arzt-Beziehung riskiert zu verkommen. Die verschiedenen Formen von Selbstheilungskräften gibt es nicht mehr. Die Präzisionsmedizin verlangt, dass man seine persönlichen Daten dem Internet übergeben muss, und das weckt bei vielen Menschen Bedenken und Misstrauen.

Das Meikirch-Modell möchte die Bedeutung des biologisch gegebenen Potenzials für die Menschen in keiner Weise verkleinern. In allen Gebieten der Medizin soll jedoch auch das persönlich erworbene Potenzial gleichwertig berücksichtigt werden, denn auch dieses Potenzial ist oft Anlass für Krankheiten und hat Bedarf für Therapie. Zudem kann es Heilungskräfte des biologisch gegebenen Potenzials unterstützen. Nur zusammen, das heißt mit beiden Potenzialen, können die Anforderungen des Lebens wirklich bewältigt werden. Im Zeitalter der Erderwärmung gilt das erst recht für das Überleben der ganzen Menschheit. Es genügt nicht, nur auf die physikalischen Veränderungen zu verweisen.

Für die Erhaltung und Wiedererlangung der Gesundheit kranker Menschen braucht es einen Paradigmenwechsel in allen Bereichen der Gesundheitsversorgung. Dabei verlangt das Meikirch-Modell auch eine Anpassung lang etablierter Haltungen und Privilegien. Davon sind wir noch weit entfernt. Wo wir momentan stehen, veranschaulicht Hanspeter Gschwend in seinem fiktiven Dialog „Imagine!" an den Positionen der versammelten Ärztinnen und Ärzte: Ein Teil von ihnen ist dem Meikirch-Modell gegenüber offen, ein anderer Teil verhält sich abwartend. Gegenwärtig gibt es keine Resultate von Forschungsprojekten, die den Wert des Modells belegen. Es ist immer noch im Stadium der Hypothese. Es muss jetzt dringend evaluiert werden. Welche Chancen es bietet, ist in den drei nachfolgenden Anhängen zusammengestellt. Schon seit vielen Jahrzehnten gibt es Ärzte, die, von sich aus und ohne es zu kennen, das Modell im realen Leben umsetzen und dafür sehr geschätzt werden. Es bleibt die Hoffnung, dass immer mehr Menschen die Bedeutung des Modells erkennen und mit der Erforschung oder Implementierung anfangen.

10

Anhänge

Inhaltsverzeichnis

Die nachfolgenden Tabellen zeigen einige Zustände, die durch die Realisierung des Meikirch-Modells enstehen sollten. Sie mögen das Potential eines Paradigmenwechsels andeuten.

10.1 Anhang 1: Einige Ziele für die Umsetzung des Meikirch-Modells in der Sozialmedizin (Public Health)

1. Die frühere Vorstellung von Gesundheit als Beschwerdefreiheit und physische Leistungsfähigkeit ist ersetzt durch eine weiterreichende Definition, nach der Gesundheit verstanden wird als die Fähigkeit, den Anforderungen des Lebens zu genügen. Hierbei werden das biologisch gegebene Potenzial wie das persönlich erworbene Potenzial in entsprechender Weise berücksichtigt. Die Begriffe des Meikirch-Modells gehören jetzt zur normalen Alltagssprache, die jedermann versteht.

© Springer-Verlag GmbH Deutschland, ein Teil von Springer Nature 2019
J. Bircher, *Die verlorene Hälfte der Medizin,* https://doi.org/10.1007/978-3-662-59639-5_10

2. Das Meikirch-Modell ist das Zentrum einer neuen Gesundheitskultur. Sie ist die Basis dafür, dass sich die Gesundheitskompetenz in allen Lebensbereichen entscheidend verbessert hat. Die sogenannten nichtübertragbaren Krankheiten wie Herz- und Gefäßkrankheiten und eine Anzahl von Krebserkrankungen haben sich gegenüber früher deutlich vermindert.

3. Das Meikirch-Modell wird in allen Stufen der Schulen unterrichtet und den Menschen während des ganzen Lebens in den Medien immer wieder vor Augen geführt.

4. Erfahrene Politikerinnen und Politiker setzen sich dafür ein, dass das Meikirch-Modell von den staatlichen Institutionen unterstützt wird und heute in der ganzen Gesellschaft bekannt ist. Damit unterhalten sie die Gesundheitskultur.

5. Alle Einwanderer besuchen Kurse in Gesundheitskompetenz, damit auch sie sich in die Gesundheitskultur integrieren können.

6. Soziale Betreuung von Menschen, die in der gegenwärtigen Welt Schwierigkeiten haben, stützt sich heute auch auf das Meikirch-Modell, denn in unteren sozialen Schichten ließ bisher die Gesundheit oft zu wünschen übrig.

7. Das Meikirch-Modell ist Teil jedes Leitbildes aller privaten und staatlichen Organisationen. Eingestellte Mitarbeiterinnen und Mitarbeiter werden auf das Meikirch-Modell verpflichtet.

8. Das Meikirch-Modell ist Teil jedes Arbeitsvertrages und jedes Mitarbeitergesprächs.

9. Die Gesundheitskultur wird auch von Führungspersonen und Prominenten in Wirtschaft, Wissenschaft und Sport unterstützt. Sie bekennen sich zum Meikirch-Modell und leben es als Vorbilder.

10. Viele Krankheiten treten im Leben viel später auf als vor der Einführung des Meikirch-Modells. Die Lebensphase mit eingeschränkter Gesundheit vor dem Tod ist verkürzt. Dadurch wurden die Gesundheitskosten markant gesenkt.

11. Das Meikirch-Modell ist in das Vereinswesen integriert. Es ist dort lebendig und trägt zur Verbreitung der Gesundheitskultur bei.

12. Jede sozialmedizinische Initiative stützt ihre Methodik auf das Meikirch-Modell.

10.2 Anhang 2: Einige Beiträge des Meikirch-Modells zu einer verbesserten Gesundheitsversorgung

1. Das Meikirch-Modell zeigt, dass alle ärztlichen Entscheide Ermessensentscheide sind, weil sie sich auf fünf Komponenten und zehn komplexe Interaktionen stützen.
2. Die Gesundheitsversorgung ist so organisiert, dass alle sachfremden Einflüsse auf ärztliche Entscheidungen, wie finanzielle Anreize oder Nudging, ausgeschlossen sind.
3. Das Vertrauen in der Patient-Arzt-Beziehung ist wiederhergestellt und wirkt sich zum Nutzen der Gesundheit der Patientinnen und Patienten voll aus. Es hat auch die Gesundheitskosten gesenkt.
4. Die fünf Komponenten des Meikirch-Modells gehören bei jeder Erstkonsultation zu den erforderlichen Erhebungen. Auch später werden sie immer wieder berücksichtigt. Sie fördern aufschlussreiche und therapeutisch nützliche Gespräche.
5. Alle Patientinnen und Patienten verstehen das Meikirch-Modell und was ihr Arzt meint, wenn er mit ihnen darüber spricht. Sie wissen, dass bei chronischen Krankheiten eine kompetente Selbstführung, das heißt ihr persönlich erworbenes Potenzial, von zentraler Bedeutung ist.
6. Das Meikirch-Modell wird besonders nach medizinischen Eingriffen immer wieder in Erinnerung gerufen, weil es den anschließenden Verlauf durch eine bessere Kooperation der Patientinnen oder Patienten und durch deren positive Einstellung zu ihrer Gesundheit unterstützt. Das betrifft speziell die Rehabilitation, wo das Meikirch-Modell den Patientinnen als Motivator nahegebracht wird.
7. Einsichten, die heute aus der bewussten Entwicklung des persönlich erworbenen Potenzials der Patienten resultieren, haben in Patiententestamenten dazu geführt, dass bei schweren Krankheiten größere Eingriffe immer häufiger abgelehnt werden.
8. Die Komplementärmedizin wird von Medizinerinnen nicht mehr bekämpft. Sie ist heute durch die Komplexitätstheorie des Meikirch-Modells rational erklärbar: Sie funktioniert, wenn im komplexen adaptiven System eines Patienten eine blockierte Entwicklung in Bewegung kommt.
9. Spitaldirektoren, Ärztinnen, Pflegende und andere Personen, die für die Gesundheit von Menschen arbeiten, haben gelernt, was ein komplexes adaptives System ist, und benutzen das Konzept in ihrer täglichen Arbeit.
10. Top-down-Management ist durch eine Bottom-up-Komplexitätsorganisation ersetzt, in der alle Beteiligten am gleichen Ziel orientiert sind.

Das vermindert die Administration, sodass Ärzten und Pflegenden mehr Zeit für ihre Patientinnen zur Verfügung steht. Diese Berufe sind wieder attraktiver geworden und die Kosten des Gesundheitswesens sind deutlich niedriger als früher.

11. Die Pflege betreut ihre Patienten gemäß Meikirch-Modell und Komplexitätsmanagement. Der Pflegeberuf ist wieder attraktiv. Es gibt keinen Pflegemangel mehr. In derart organisierten stationären und ambulanten Einrichtungen bereitet die Pflege große Befriedigung. Sie funktioniert besser und kostengünstiger als früher.

10.3 Anhang 3: Einige Anregungen des Meikirch-Modells zu einer nachhaltigen Medizinökonomie

1. In allen Institutionen des Gesundheitssystems ist das Meikirch-Modell als sogenanntes Vision- und Mission-Statement eingesetzt. Damit haben die Organisationen allen Mitarbeiterinnen und Mitarbeitern über sämtliche Disziplinen hinweg ein gemeinsames Ziel gegeben und das Meikirch-Modell funktioniert als Leitbild.

2. Die Institutionen sind neu organisiert. Finanzielle Anreize und Nudging sind völlig eliminiert. In allen Einrichtungen hat sich gegenüber früher die Arbeitsatmosphäre entscheidend verbessert und die Zusammenarbeit macht Freude.

3. Alle Mitarbeiterinnen und Mitarbeiter des Gesundheitswesens einschliesslich des CEO haben sich den ethischen Prinzipien des *Genfer Gelöbnisses* unterworfen. Zudem gibt es in jeder Institution eine Ethikkommission, die von allen Mitarbeitern jederzeit angerufen werden kann.

4. Patienten kooperieren dank der neuen Gesundheitskultur besser mit ihren Hausärzten und der Bedarf für Spital- und Spitzenmedizin ist heute geringer. Auch diese Veränderung hat die Gesundheitskosten gesenkt.

5. Organisationen des Gesundheitswesens werden heute nach den Prinzipien des Komplexitätsmanagements geführt. Top-down-Anweisungen haben ihre Bedeutung verloren und Bottom-up-Initiativen stehen im Vordergrund.

6. Die Abrechnung medizinischer Leistungen wird heute über eine Serie einfacher Pauschalen realisiert. Dadurch hat sich der frühere hohe administrative Aufwand markant vermindert.

Printed in the United States
By Bookmasters